健康有道丛书

廣東省中醫院
公开的对症靓汤

丛书主编 吕玉波

副主编 陈达灿　翟理祥　邹　旭

　　　　　张忠德　杨志敏　胡延滨

本册主编 郭丽娜

副主编 何盈犀　林淑娴　许欣筑

编委 陈绮维　何伟玲　马女花

U0251499

羊城晚报出版社
·广州·

图书在版编目（CIP）数据

广东省中医院公开的对症靓汤 / 郭丽娜主编 . — 广
州 : 羊城晚报出版社 , 2016.8（ 2025.4 重印 ）
ISBN 978-7-5543-0312-2

Ⅰ . ①广… Ⅱ . ①郭… Ⅲ . ①汤菜—食物疗法—菜谱
Ⅳ . ① R247.1 ② TS972.122

中国版本图书馆 CIP 数据核字 (2016) 第 093268 号

图片提供 刘 枫 谭 江

广东省中医院公开的对症靓汤
Guangdong Sheng Zhongyiyuan Gongkai de Duizheng Liangtang

策划编辑	高 玲 王 瑾
特约编辑	宋莉萍
责任编辑	高 玲 王 瑾 罗贻乐
装帧设计	谭 江
责任技编	张广生
责任校对	麦丽芬 董 琳
出版发行	羊城晚报出版社（广州市天河区黄埔大道中 309 号羊城创意产业园 3-13B 邮编：510665）
	发行部电话：（020）87133053
出版人	吴 江
经 销	广东新华发行集团股份有限公司
印 刷	广州市岭美文化科技有限公司
规 格	787 毫米 × 1092 毫米 1/24 印张 8.5 字数 220 千
版 次	2016 年 8 月第 1 版 2025 年 4 月第 8 次印刷
书 号	ISBN 978-7-5543-0312 –2
定 价	39.80 元

序

　　现在您翻开的这本书，是广东省中医院与羊城晚报出版社精心合作推出的《健康有道丛书》系列之一。

　　随着社会的发展、人们生活方式的改变及人口老龄化的加快，慢性病已经成为人类健康的最大威胁。正如老百姓常说的：健康是生命的基石，没有好身体做保障，再多金钱、财富、爱情、事业都等于"0"。

　　中医药学是一个伟大的宝库，其独特的辨证论治、整体观念的理论体系，以及丰富的临床技术为中华民族的繁衍昌盛和人类的文明做出了巨大的贡献。"治未病"理论是中医药保健、防病治病的精髓。该理论认为，疾病的防控应重视强身防病、有病早治、已病防变、病愈防复。因此，教会人们如何掌握防病御病之法，进行自我健康管理是其中一个非常重要的内容。

　　广东省中医院是一家拥有80多年历史的中医院，同时也是全国规模最大、服务病人数量最多、拥有最多重点学科和专科的中医院。长期以来，医院致力于中医药文化的建设与弘扬，并不断拓宽中医药服务的领域，拥有一大批广受群众信赖的名医，很多患者和群众都非常希望能够通过多种渠道获得这些名医讲解的健康知识，科学地对自己及家人进行健康管理。

　　这套《健康有道丛书》最大的特点，在于它的专业性。它由中医临床医生来谈健康，作者分别是广东省中医院各个重点专科的名医，他们拥有深厚的中医理论基础和丰富的临证经验，并且多年来从事本专科领域的科学研究。书中所列举的内容，都是他们针对临床中碰到的常见病、多发病、疑难病进行了系统的整理，详尽地从中医预防、保健、康复和治疗等各个方面给出切实可操作的方法和建议。

在大样本临床研究的基础上，他们用生动的事实告诉我们，要想"不生病、少生病、活得更好"，就必须从运动、饮食、睡眠、情志、起居做起。饮食要符合自然规律，运动也要符合自然规律，睡眠、情志等更不能例外。根据自然界季节、节气、时辰与五脏六腑的对应关系进行调控。在人体还处于"未病"阶段及时发现，及时治疗，促使其向健康转化。人的脏腑功能旺盛了，人的正气就会旺盛，人的抵抗疾病的能力就会旺盛。

希望您在翻阅本书时如同有名医在旁指导健康，如果书中的某些内容能成为您信手拈来的健康门道，将是我们最大的快乐。

是为序。

（吕玉波：广东省中医院名誉院长、广东省中医药学会会长）

目　　录

目　录

目　　录

目　录

目　　录

目　录

目　　录

目　录

目 录

目　录

俗话说："饭前喝汤，苗条健康；饭后喝汤，越喝越胖。"现代人倾向于饭前喝汤，饭前喝上几口汤，能增强饱腹感，降低食欲，减少随之摄入的食物量；而饭后喝汤容易导致营养过剩，造成肥胖。不过，年轻的女士们如果想用喝汤代替米饭等主食来达到减肥的效果，就不是健康的减肥方式了。

会喝汤

1. 饭前喝汤还是饭后喝汤

饭前先喝两碗汤，是很多广东人的饮食习惯。喝汤真的是这么简单的一件事吗？即使是饭前喝汤还是饭后喝汤这样的时间问题也让一些人很纠结。

对一般人来说，如果只是喝那么一小碗汤，饭前喝还是饭后喝其实也不必太纠结，关键是看你喝多少以及身体状况，要以感觉舒适为度。如果喝得多，喝上个三四碗就会冲淡胃酸，再吃下肉类和主食等，很容易出现因消化不良引起的胃胀胃痛。

如果经常感到胃胀、反酸、烧心的人，饭前喝汤更不利于食物的消化吸收，这类人消化不好，所以应该饭后喝。

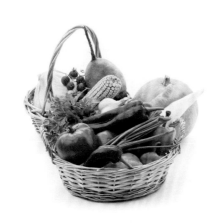

2. 在家喝汤还是在饭店喝汤

有些人经常在外吃饭，总忘不了点上一煲心水汤水，甚至会对某家饭店的汤水情有独钟，时不时地约上三五个好友喝上一次。饭店的汤水确实美味，但越是口感好的汤，嘌呤、脂肪越高。而且饭店里的美味汤水加了一些家常汤水所不常用的鸡精、味精等进行调制，以增加鲜味，虽然留住了你的心，但并不比家里的汤水更有益于你的胃。所以，喝汤还是尽量在家喝，家里的食材更令人放心。尤其是高血压、高血脂、肥胖症患者，饭店里的汤偏高的钠含量，对健康很不利。

3. "老火汤"的"三多三少"

在广东，"老火汤"是个高频词。广东人喝汤讲究多，喜欢喝老火汤。"老火汤"的"老"主要指的是"火候"，老百姓普遍认为汤水煲得越久，营养精华析出越多，味道也更香醇。为了一锅老火汤，主妇们常常会花上好几个小时去用心守候，守出一份对家人浓浓的亲情。

可就是这已流传了几百上千年的老火汤，却与近些年高血压、高血脂、高血糖等富贵病患病人数激增扯上了关系。专家通过调查研究发现，老火汤存在饱和脂肪"三多三少"的问题，"三多"是嘌呤多、饱和脂肪油脂多、有害成分多；"三少"是维生素少、蛋白质少、微量元素少。这是因为老火汤煲的时间一般都在三个小时以上，煲的时间越久，嘌呤溢出得就越多，肉类的蛋白质变性得就越厉害，维生素破坏得也越多。嘌呤多会引起高尿酸血症，严重者会导致痛风发作。油脂多会增加心脑血管的发病率，如高血脂、冠心病、卒中等，还会影响食物消化。

当然，我们并不是要丢弃老火汤这一习俗，老火汤不仅美味，也有相应的养生功效。只是一周煲上一两次就够了。想天天喝汤，我们还可以用滚汤代替，既方便又快捷，一样有养生功效。

4. 多试试生滚汤

不用天天喝老火汤，可以把喝老火汤的习惯改为喝生滚汤或中火汤，既能满足日常营养需求，也可以餐餐喝。生滚汤是最简便快捷的，只需在水滚后加入材料煮5~10分钟；中火汤时间稍长，视材料情况，制作时间约半小时。

喝惯了老火汤的可能觉得生滚汤、中火汤味道不够浓郁鲜甜，只要在制作时搭配好食材是可以解决这个问题的。如果在材料里放上一点胡萝卜或马蹄，汤会甜一些；如果放上一些菇类，也可以提升汤的鲜味。

老人是最适合喝生滚汤和中火汤的，但有些老人认为火候不够，汤会寒凉，这时在汤中加两三片生姜就可以解决这个问题了。

5. 心急喝不了热汤

汤水的香味最能勾起人的食欲了，闻到家里那股四溢的香味，心痒痒的。终于煲够火候了，一揭开盖子，有人就迫不及待，盛上一碗滚烫的汤去大快朵颐，一边被烫得直伸舌头，一边还是要往嘴里送。

别急，这样滚烫的汤会造成你的黏膜损伤，因为人体口腔、食道、胃黏膜最高能耐受的温度在摄氏60度左右，超过这个温度不仅黏膜损伤，长期爱喝热汤还会增加患食道癌的风险。所以不妨多等一会儿，等汤稍凉再喝。

喝汤的速度也不能太快，太快了，等你意识到吃饱了，可能早已吃过了量，容易导致肥胖。细品慢饮，是一种多么美妙的享受啊！还能给食物充裕的消化吸收的时间，产生饱腹感，不容易发胖。

6. 喝汤好，吃肉更好

"吃肉不如喝汤。"这是因为人们普遍误认为肉的精华都跑到肉汤里去了，肉汤才有那么浓郁的鲜味，而肉就味同嚼蜡，不好吃，当然也没什么营养。

科学分析，肉汤的鲜味来自于肉类经水煮后一些含氮浸出物溶于汤内，尤其是煲的时间越久，这种浸出物就越多，汤味也越鲜美。其实，这种鲜味只能满足人的口感，并不能满足人的营养需求。食物中的大部分蛋白质还是呈凝固状态存留在肉里，即使是煲2个小时以上的汤，汤中的蛋白质含量也只有肉中的10%左右，其余的都留在"肉渣"中了。我们不要捡了芝麻丢了西瓜，"肉渣"的营养成分还是不少的。其实肉渣也可以很美味，也可以变成一道道菜肴，而且省钱。方法很简单，买的时候可以挑一些肉质比较嫩的部位，也就是煮完还很滑的部位，这个问问肉档老板就知道了。其次还是要减少熬汤时间，煮中火汤，美味健康，汤渣还不会很柴。最后可以根据菜肴需要，把肉弄成丝、片或块，和其他瓜、菜一起炒，或者弄点自己喜欢的酱料点汁也是很好吃的。方法多种多样，动动脑筋动动手就行啦。

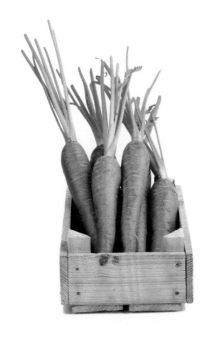

7. 不要常吃汤泡饭

汤泡饭是将饭泡在汤里一起吃，很多人喜欢这样吃，尤其是一些小孩子，不仅好吃，还一下子就滋溜地吞下去了，又快又省事。这种吃法千万别养成习惯，因为没有经过咀嚼的食物会增加胃的消化负担，长期下来将引发胃病。所以吃汤泡饭不如在饭前喝几口汤润滑肠胃，或者将米饭煮得松软一点。

另外，小孩吞咽功能不是很发达，经常吃汤泡饭，由于吞咽速度快，容易使汤汁米粒呛入气管，造成危险。故囫囵吞枣的坏习惯不但不利于健康，也是难以改正的生活态度。

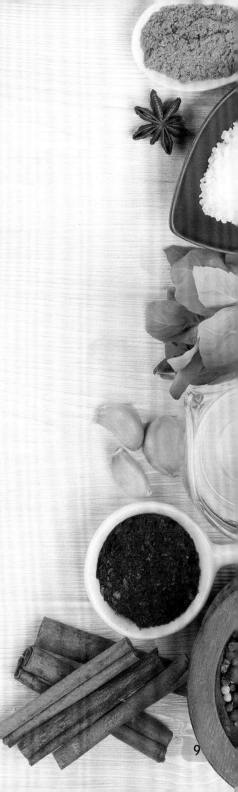

4. 材料选择与处理是煲好汤的第一步

　　煲汤的材料不要用冷冻或保存时间过久的，必须是新鲜的，这样才能保证鲜味足、异味小。肉类在煲汤前还要最大限度地去除血污，这样煲出的汤才能汤色足够清澈。广东人去肉食腥味有一个很专业的名词叫"飞水"，就是在烹制前将排骨、鸭肉、鸡肉等放在开水中烫一下，去掉血水和一小部分油脂，"飞水"时可以整块或整只"飞水"，也可切大块，不用切太小，这样在流动的水中冲洗时才不会使营养流失。如果是煲鱼汤的话，可以先将鱼煎一下再煮，还可以放儿片姜去腥味。

　　鸡鸭等材料煲汤前最好去皮去脂肪，不然汤会较油腻。

5. 药膳汤水不要随意乱放药材

　　广东人煲一锅汤，总是离不开各种各样的药材，有健脾的、祛湿的、补气血的、润肺的、益胃的、养肾的……厨房就像个小药铺似的。

　　一些主妇们喜欢互相交流经验，如放什么药材对祛湿好，放什么药材对补肾好……很多人觉得别人喝得好，我煲汤的时候也将这种药材加一点进去。别人用得好的自己用起来不一定好，更何况有些人采各家之长，将各种药材一股脑儿放进去。药膳汤水是很有针对性的，药也是不能乱吃的，只有经过医学验证的药材或验方，我们才可以放心使用。而且一定要严格地把握用量和种类，不可盲目加入。一家人的体质各不相同，身体状况也各不相同，特别是老人、宝宝和病人，更应谨慎。所以汤料的配方最好精简一点，不要太杂太多。

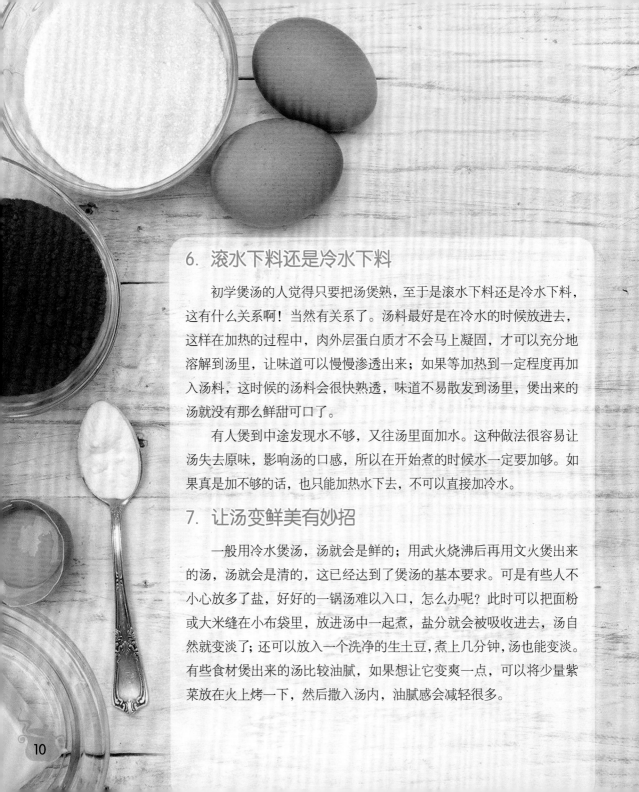

6. 滚水下料还是冷水下料

初学煲汤的人觉得只要把汤煲熟，至于是滚水下料还是冷水下料，这有什么关系啊！当然有关系了。汤料最好是在冷水的时候放进去，这样在加热的过程中，肉外层蛋白质才不会马上凝固，才可以充分地溶解到汤里，让味道可以慢慢渗透出来；如果等加热到一定程度再加入汤料，这时候的汤料会很快熟透，味道不易散发到汤里，煲出来的汤就没有那么鲜甜可口了。

有人煲到中途发现水不够，又往汤里面加水。这种做法很容易让汤失去原味，影响汤的口感，所以在开始煮的时候水一定要加够。如果真是加不够的话，也只能加热水下去，不可以直接加冷水。

7. 让汤变鲜美有妙招

一般用冷水煲汤，汤就会是鲜的；用武火烧沸后再用文火煲出来的汤，汤就会是清的，这已经达到了煲汤的基本要求。可是有些人不小心放多了盐，好好的一锅汤难以入口，怎么办呢？此时可以把面粉或大米缝在小布袋里，放进汤中一起煮，盐分就会被吸收进去，汤自然就变淡了；还可以放入一个洗净的生土豆，煮上几分钟，汤也能变淡。有些食材煲出来的汤比较油腻，如果想让它变爽一点，可以将少量紫菜放在火上烤一下，然后撒入汤内，油腻感会减轻很多。

8. "清补凉"不是滥用的

"清补凉"是广东的特色汤料,人们在夏秋季节常用"清补凉"煲汤。"清补凉"所配伍的药材并不统一,有的以健脾祛湿为主,有的以滋阴润肺为主。在购买"清补凉"煲汤时,一定要根据个人的体质来选择,一般"清补凉"所选用的药材里,沙参、玉竹、百合具有清火滋阴作用;党参、圆肉、枸杞具有滋补作用;菊花具有清肝明目作用;莲子具有补肾健脾作用。

一般煲汤时根据需要选其中的3~4种就够了。爱吃热气食物、生活不规律又经常熬夜的人容易上火,煲汤时可用有西洋参、胖大海、菊花的"清补凉";常常出现气虚、血虚的体弱的人,如老年人可用有红枣、圆肉、党参的"清补凉";有消化不良、食欲不振、虚不受补症状的脾胃虚弱的人可以选用有山药、莲子、粉葛的"清补凉"。

9. 广东人煲汤的私藏药材

岭南地区的地理气候导致广东虚热、湿热、脾虚的人相对较多,因而在居家生活中人们会常备一些相应的中药材作为日常养生之用。这些药材有:

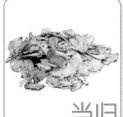

性温,味甘。补血活血,调经止痛,润燥滑肠,补五脏,生肌肉,还有抗炎、镇痛等作用。

当归

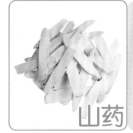

性味甘、平,入肺、脾、肾经,有补中益气、消渴生津的功效。

山药

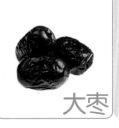

性味甘、温,归脾、胃经,有健脾和胃、补虚益气、养血安神等功效。

大枣

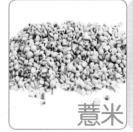

性味甘、淡、微寒,归脾、胃、肺经,有健脾利水、清利湿热的功效。

薏米

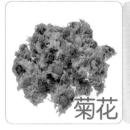
性味辛、甘、苦、微寒，归肺、肝经，可疏散风热，平抑肝阳，清肝明目，清热解毒。

菊花

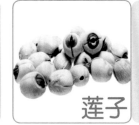
性味甘、涩、平，归心、肝、脾、肾、胃经，有补脾止泻、养心安神的功效。

莲子

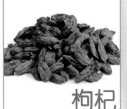
性味甘、平，归肝、胃经，有安神养血、润肺止咳、滋阴壮阳、治须发早白等功效。

枸杞

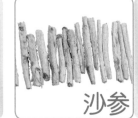
性味甘、微苦，入肝、肺经，能养阴清肺、祛痰止咳，对咽喉干痛有很好效果。

沙参

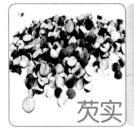
性味甘、涩，有健脾除湿、固肾益精的功效，被视为延年益寿的上品。

芡实

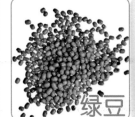
性味甘、寒，归心、胃经，是解暑消渴的常用食材。

绿豆

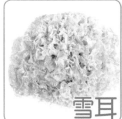
性味甘、平，归肺、胃经，有滋阴润肺、养胃生津的功效。

雪耳

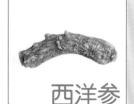
性味甘、微苦、寒，入肺、脾经，能补气养阴、清火生津。

西洋参

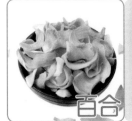

性味甘、微苦、微寒，归肺、心、胃经，有养阴润肺、清心安神的功效。

百合

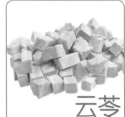
性味甘淡平，入心、肺、脾经，有益气安神、健脾和胃、祛除湿热的功效。

云苓

健康人一年有 1~2 次感冒也是非常正常的，虽然是小病，但也会不舒服，希望赶快好起来。当然，现代人吃片感冒药、睡个觉、喝杯水通常就 OK 了，方便又快捷，所以很少人会想到用以前的老办法——中医中药。

1

对症感冒

请容许我列举三种情况，你会体会到中医中药的好处。

第一种就是你受凉了，但是还没有出现发热、鼻塞、流鼻涕、咳嗽等症状，只是觉得浑身发冷、毛孔收紧、头有点痛、喉咙有点说不出话。这个时候你总不能吃西药吧，因为西药都是缓解感冒症状，而不是缓解感冒前症状的。赶紧回家煮个生姜葱白水，或用热水泡个脚，说不定就好了一半，不至于感冒了。

第二种就是你感冒了，但是手头上还有很重要的事情要做，暂时不能睡觉，吃了感冒药困啊。这又是中医中药能解救你的时候了，反正喝了中药没有让你昏昏欲睡的情况（当然，可以休息还是尽量休息更好）。

第三种就是吃西药是缓解一时症状，并不能让你的病程缩短，就是你还得辛苦好几天。喝中药或许 1~2 剂就可见效了，真的有这么快。

感冒初起
无法区分是风寒还是风热感冒之时使用

葱白豆豉煲豆腐

对症 无论寒热感冒皆可，尤其适合感冒初起。

功效 健脾益气，疏散外感。

贴士

豆豉有淡、咸两种，淡者入药，故名淡豆豉，家庭一般用来作调料的是咸豆豉，功效有所不及。中药用的淡豆豉有加中药炮制而成。要买淡豆豉的话，建议去药房购买。

材料（1人量）：

葱白	15g
淡豆豉	10g
豆腐	100~250g

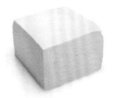

● 豆腐

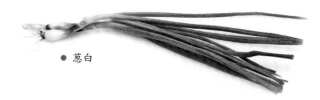

● 葱白

烹调方法：

豆腐加水2小碗煮开，加入淡豆豉，煮至1碗，加入葱白滚煮片刻即可，再调味食用。

清涕、痰白——风寒感冒
风寒感冒的外部诱因常常是着凉

姜糖苏叶饮

对症 风寒感冒，发热、畏寒、头身痛、鼻塞流清涕、无汗。

功效 发汗解表，祛寒健胃。

材料(1人量)：

苏叶	5g
生姜	3g
葱白	2条
红糖	10g

烹调方法：

将生姜、苏叶、葱白洗净后放入锅中煮沸，放入红糖搅匀即可饮用。

禁忌

由于此款药膳皆是辛温之品，风热感冒则不宜使用（症见发热、遇风觉冷、头胀痛、有汗、咽喉红肿疼痛、咳痰黏或黄、鼻塞黄涕等），患有痈、疽、疔、疮等皮肤病的患者也需慎食。

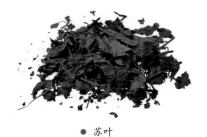

● 苏叶

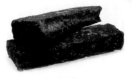

● 红糖

贴士

有一种植物叫白苏，功效与紫苏相似，但效用稍差一些，其叶片两面均是绿色，而紫苏是绿紫色或仅是叶下面是绿色，通常我们入药多采用紫苏，大家在购买时要注意鉴别。

③

痰黄——风热感冒
风热感冒和风寒感冒的区别就是观察痰的颜色，
清、白的就是风寒，黄色的痰就是风热感冒

薄荷鸡蛋肉丝汤

对症 风热感冒，头痛、眼结膜充血、胸胁胀闷。

功效 疏风，清热，让疹子顺利透发。

贴士

　　由于薄荷成分主要是薄荷挥发油和薄荷脑（薄荷醇），因此在烹调时不宜时间过长，只需放入锅中稍煮片刻即可，以免药效挥发。

材料（2人量）：

新鲜薄荷叶	100g
鸡蛋	2个
肉丝	50g
食盐	适量

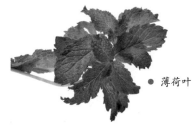
● 薄荷叶

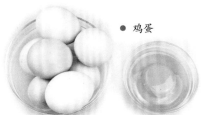
● 鸡蛋

烹调方法：

将新鲜薄荷叶用流动水冲洗，然后放在水中浸泡 10~15 分钟；鸡蛋加入少许食盐后用筷子或打蛋器均匀调散，瘦肉切丝后放入少许植物油、生粉、食盐腌味；锅中盛水烧开，放入肉丝先滚 5~10 分钟，然后放入新鲜薄荷叶，同时将调散的鸡蛋倒入锅中，用锅铲轻轻拌匀，煮 2~3 分钟，最后加入食盐调味食用。

暑湿——暑湿感冒
夏季大汗进入空调房就非常容易得暑湿感冒

方一：香薷扁朴排骨汤

对症 贪凉引起的暑湿感冒，发热头痛、恶寒无汗、口渴心烦。

功效 清热化湿，祛暑解表。

贴士

由于本药膳中药性辛散解表，故不宜久炖，在食材快熟时放入即可。金银花味道却甘而不苦，平时易"上火"的人也可以用其泡水代茶饮用。

材料（2~3人量）：

香薷	5g
扁豆花	5g
（鲜品加倍）	
银花	5g
厚朴	3g
排骨	250g

● 香薷

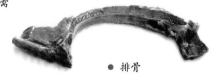
● 排骨

烹调方法：

将排骨飞水去掉血污，放入炖盅中炖1小时，然后把洗净的香薷、扁豆花、银花、厚朴放入（可装入汤袋），再同炖半小时后调味食用。

方二：佛手瓜扁豆煲排骨汤

对症 暑湿感冒，头痛、咽干、咽喉肿痛、干咳或咳嗽痰黄。

功效 解暑祛湿，健脾和胃。

材料(1~2 人量)：

佛手瓜	2 个
扁豆	50g
鲜粟米	1~2 根
排骨	150g

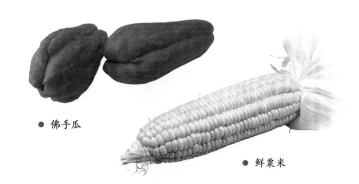

● 佛手瓜

● 鲜粟米

烹调方法：

佛手瓜洗净、削皮、去核、切成块状；扁豆洗净、泡水；鲜粟米洗净、去皮及玉米须后，切成小圆柱状；排骨洗净、去血水，与扁豆、粟米同放入锅内，武火煲15分钟后改为文火煲半小时，加入佛手瓜后再煲15分钟，加入食盐调味即可。

贴士 佛手瓜不是佛手，虽然两者外形较为相似，但两者功效、性味相差较大。佛手瓜是葫芦科的一种蔬菜，佛手是一种有特殊香气，能疏肝理气、和胃止痛的中药。

咳嗽是一种常见的症状，虽不致命，但却非常恼人，不单影响日常工作休息，有时还会影响睡眠，让人提不起精神。这个时候妈妈们肯定会想，我应该煲一煲什么靓汤呢？其实无论新咳、久咳，我们都可以找到适合自己的汤水来喝。

2

对症咳嗽

汤水当中味道好，效果又佳的很多是以润肺止咳为主，所以如果是干咳，咽喉又老是感到干燥，觉得喝水也缓解不了的就比较适合用汤水来缓解。用料方面通常选用杏仁、雪耳、海底椰、苹果、雪梨、新鲜的木瓜、霸王花等。其中杏仁有两种，一种是苦杏仁（北杏，用粤语读就是"不幸"，所以味道会偏苦，这样就能轻易记住了），一种是甜杏仁（南杏）。对于止咳效果，北杏会比南杏要好，但是北杏有微毒，所以通常用作药，平常煲汤多选择南杏，又或者南北杏混用，北杏占1/4~1/2就差不多了。喝了杏仁汤吃了杏仁渣，除了咳嗽好一点以外，你还会觉得第二天的排便特别顺畅。因为杏仁除了止咳平喘的效果以外，还可润肠通便，大便干燥难下的也不妨试试。而霸王花在广东、

广西一带会比较常见，有新鲜的也有晒干的，都可以使用。霸王花性微寒，对于干咳有热的比较适合。就好像你发现咯出来的痰比较稠，颜色偏黄，那我就可以煲个霸王花汤。

还有一种比较好的用料就是鱼腥草，大家也比较熟知。鱼腥草因为有一股腥味故名，而这种味道正是有效成分之一，煮的时间太久就会挥发完了，所以鱼腥草不能久煎，煲汤的时候滚20分钟左右就差不多了。入药多为干品，有时在市场上也可以买到新鲜的鱼腥草，通常煲汤用新鲜的比较好。它特别适用于咳嗽，痰多且很黄稠的时候；痰少了、好转了就应该停用。喝完你会发现，小便量特别多，因为它还有利小便的功能。

下面我们一起看看止咳靓汤推荐吧。

①

咳出的痰偏浓偏黄，痰量也多

方一：鱼腥草南北杏炖脊骨

贴士

　　如果不喜欢鱼腥草的特殊气味，在炖汤时添加少许蜜枣，可使汤味稍甜，遮盖鱼腥草的味道。

对症 咳嗽、咯黄痰、咽喉疼痛。

功效 清热解毒，止咳平喘，消痈排脓。

材料（2~3 人量）：

鱼腥草（干）	20g
	（鲜品 100g）
罗汉果	1/3 个
南北杏	各 6g
脊骨	500g
蜜枣	1 枚
生姜	适量

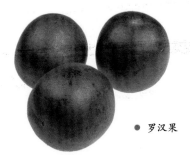

● 罗汉果

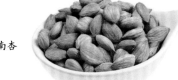

● 南杏

烹调方法：

先将脊骨切成块状，然后飞水，去掉血污，再与洗净的鱼腥草、罗汉果（掰开）、南北杏、蜜枣、生姜一同放入炖盅中同炖 1~1.5 小时，最后调味食用。

桔梗对胃黏膜刺激较大，故用量不宜大，尤其是胃、十二指肠溃疡者慎用；鱼腥草性偏寒，平素虚寒体质、体弱者慎用。

方二：鱼腥草川贝桔梗炖猪肺

对症 咳嗽、咯黄稠黏痰、咽喉疼痛、口干。

功效 清热，排脓，祛痰，止咳。

材料（3人量）：

鲜鱼腥草	100g
（干品20g）	
川贝	5g
桔梗	10g
猪肺	半个
生姜	3片
蜜枣	1枚

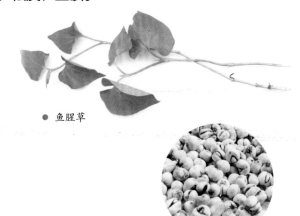

● 鱼腥草

● 川贝

烹调方法：

新鲜鱼腥草摘去老根、须，留下嫩白根及叶片，清洗干净备用；将猪肺清洗干净，切大块，入锅内略出水后，放入瓦煲内，将药材放入，加适量水，武火煲15分钟，改文火煲1小时，加食盐调味即可。

贴士

如果不能接受新鲜鱼腥草的腥臭味，可以改用烫水焯一下，或用炒、蒸、煮的方法来加工。

②

干咳，咳不出痰，无痰

方一： 海底椰雪耳木瓜百合炖瘦肉

对症 干咳无痰，因燥邪犯肺感觉口咽、鼻腔、皮肤干燥。

功效 清热养阴，润燥止咳。

贴士

大家会误以为海底椰是生长在海底的，其实它是生长于陆上的棕榈科植物。要想吃到爽滑的海底椰，需要挑选颜色透明的肉质，千万别买太硬的肉质，不然吃起来有硬硬的肉渣感。

● 雪耳

材料（2~3 人量）：

海底椰（干）	20g
雪耳（干）	10g
百合（干）	20g
木瓜	500g
瘦肉	150g
生姜	适量

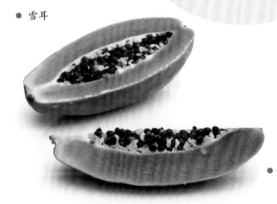

● 木瓜

烹调方法：

瘦肉切片飞水去除血污，木瓜削皮洗净切块，雪耳用水浸泡半小时。将以上洗净的药食材一同放入炖盅炖 1~1.5 小时，最后调味食用。

方二： 母杏炖甲鱼汤

对症 经常出现低热不退，按时而至的发热盗汗，干咳。

功效 滋阴清热，润肺止咳。

贴士

处理甲鱼时，将甲鱼背朝地，它会伸长脖子，这时剪断头部，控血后洗净；然后用剪刀或尖刀在甲鱼的腹部切开十字刀口，掏净内脏后，用清水洗净；再把甲鱼放入约 80 度水中烫一会，剥去甲鱼身上的一层砂皮。

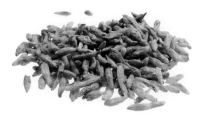

● 麦冬

材料（3~4 人量）：

川贝母	5g
麦冬	10g
南北杏	各 10g
甲鱼	1 只
瘦肉	100g
生姜	3 片

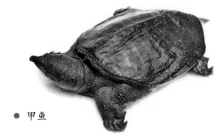

● 甲鱼

烹调方法：

甲鱼宰杀，放血去除内脏，洗净切块后飞水，然后将其与洗净后的川贝母、麦冬、南北杏、生姜放入炖盅中同炖 1.5~2 小时，最后调味食用。

方三：杏苏炖猪肺

对症 干咳无痰。

功效 止咳平喘，健脾燥湿化痰。

贴士

猪肺一定要清洗干净，以洁白为标准。清洗猪肺时，可以找到猪肺的气管，接上水龙头，让流动的水充满整个猪肺，然后用双手挤出猪肺中的血块、血沫，这个过程需要反复进行，直到整个猪肺变成白色。

材料（1人量）：

北杏	3g
南杏	3g
苏叶	3g
茯苓	5g
陈皮	1角
猪肺	100g
瘦肉	50g

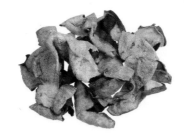

● 陈皮

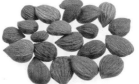

● 北杏

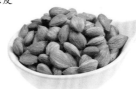

● 南杏

烹调方法：

首先将猪肺彻底灌洗干净，飞水，再与清洁后的药材一起放入炖盅炖1.5~2小时，调味食用。

方四：霸王花南北杏煲猪肺汤

对症 干咳无痰，难咯，或痰黄质稠，咽喉干涩疼痛。

功效 清热润肺，止咳化痰。

贴士

无花果要泡久一点才能泡发，煲汤时宜切开两半再放入，这样容易发挥功效。

材料（3~4人量）：

霸王花（干）	3~4朵
南北杏	各10g
无花果	4~5枚
猪肺	1个
瘦肉	150g
生姜	3片

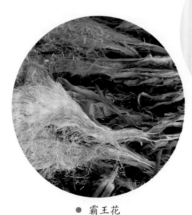
● 霸王花

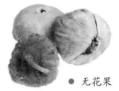
● 无花果

烹调方法：

霸王花用清水浸泡15~20分钟，去除泥沙等杂质后换水清洗干净，撕成4~5条；南北杏、无花果洗净；猪肺用清水反复清洗多次后切大块，入锅内略出水后，与洗净切块的瘦肉、药材同放入瓦煲内，加适量水，武火先煲15分钟，后改文火煲1小时，加食盐调味即可。

方五：枇杷叶川贝煲瘦肉

对症 用于咳嗽、少痰或无痰，咽干咽痒。

功效 养阴润肺止咳。

材料（3~4人量）：

瘦肉	400g
枇杷叶	50g
川贝	15g
麦冬	20g
蜜枣	2枚

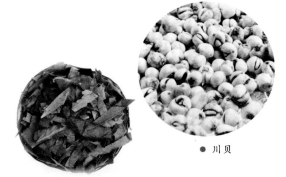

● 川贝

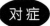
● 枇杷叶

烹调方法：

药材洗净，稍加浸泡，枇杷叶刮去叶毛，用布包包好；瘦肉洗净切块。将药材连水、瘦肉同放入瓦煲内，加适量水，武火滚沸后，改文火煲1小时，调入适量食盐便可饮食。

贴士

枇杷叶一般市场少见，可以去药店买，药店买的是干的。枇杷叶表面有毛，要洗干净才不会刺激喉咙，引起不适。

方六：川贝雪梨炖猪肺

 对症 肺阴亏虚见鼻咽、肌肤干燥，干咳少痰，咽喉疼痛。

功效 清热润肺，止咳平喘。

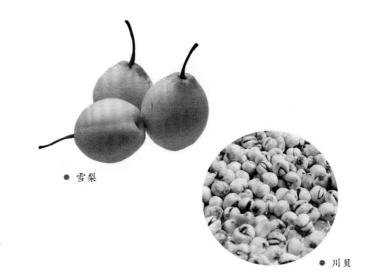

● 雪梨

● 川贝

材料（1人量）：

川贝	8~10 粒
雪梨	半个
猪肺	75g
瘦肉	50g
冰糖	2g

烹调方法：

猪肺反复清洗干净，切成中块；瘦肉洗净切中块；雪梨去皮去心，切4块；川贝淘洗干净。然后将所有用料置于炖盅，加入适量沸水，加盖，用武火隔水炖至水开后，转文火炖2小时。炖好后，调味食用即可。

方七：南北杏川贝炖猪脲

贴士

对症 咳嗽痰多色黄、咽喉疼痛、舌红苔黄者；或干咳、口干鼻燥。

功效 清热润肺，止咳祛痰。

有的人对于南北杏仁较难区分。通常来说，南杏仁大而扁，杏仁皮浅，味不苦，无毒；北杏仁小一些，杏仁厚，皮色深，呈赤色，味苦，有小毒，不能生吃，一般食用量3~10g。

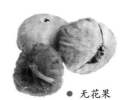
● 无花果

材料（1~2 人量）：

南北杏各	3g
川贝	8~10 粒
无花果	2 枚
蜜枣	1/4 枚
猪脲	100g

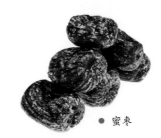
● 蜜枣

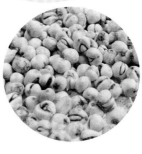
● 川贝

烹调方法：

各食材洗净，南北杏用温水烫，去衣，猪脲切块。将材料一起放进炖盅内，加入适量水，加盖隔水炖约 2 小时，用适量食盐调味。

方八：二冬百合煲瘦肉汤

对症 肺阴虚所致干咳无痰。

功效 润肺止咳，清热化痰。

贴士

　　挑选干百合要选择干燥、无杂质、肉厚和晶莹剔透的。

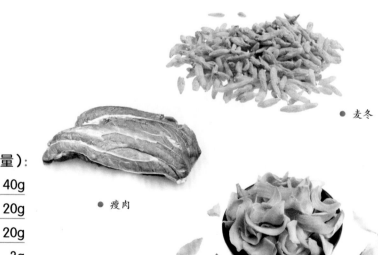

● 麦冬

● 瘦肉

● 干百合

材料（3~4人量）：

干百合	40g
麦冬	20g
天冬	20g
川贝	3g
瘦肉	500g

烹调方法：

干百合浸泡待用，瘦肉洗净切块。所有材料一同放入瓦煲内，加适量水，武火煲15分钟，改文火煲1小时，加食盐调味即可。

方九：龙利叶枇杷叶煲瘦肉

对症 肺炎、支气管炎等症见咳嗽、痰黄稠量多、口干咽痛、大便干结。

功效 清肺润燥，化痰止咳，润肠通便。

材料（2~3人量）：

龙利叶（干）	10g
枇杷叶（干）	10g
罗汉果	半个
南北杏	各5g
瘦肉	250g

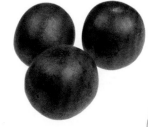

● 罗汉果

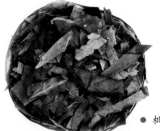

● 枇杷叶

烹调方法：

龙利叶、枇杷叶、南北杏洗干净；罗汉果敲开，掰成小片；瘦肉洗净，切块，然后与药材同放入煲内，加适量水，武火煲15分钟后，改文火煲45分钟，加食盐调味即可食用。

咽红咽干，而且肿热、肿痛感特别突出

瓜蒌芦根鱼腥草煲猪肺汤

禁忌

对症 热症所致咽喉干痛、红肿。

功效 清热解毒，化痰散结。

此药膳偏于寒凉，咳嗽寒痰的人不宜食用。天花粉含天花粉蛋白，能清热生津、消脓排肿，可用于中期引产，具有抗早孕的作用，故孕妇不能食用天花粉。

材料（3~4人量）：

瓜蒌	10g
芦根	20g
（鲜品40g）	
鱼腥草	20g
（鲜品40g）	
猪肺	1/4 个
瘦肉	100g

● 芦根

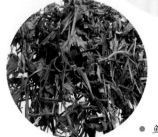

● 鱼腥草

烹调方法：

猪肺反复清洗至整个猪肺变白，然后切块飞水去掉血污，再与洗净的药材、食材一同放入煲中同煲 1~1.5 小时，最后调味食用。

贴士

瓜蒌和中药天花粉来源于同一种植物，根名天花粉，果实名瓜蒌。

③

咽干明显，但是不痛

麦冬川贝雪耳炖燕窝

对症 咽干不痛，干燥。

功效 养阴生津，滋阴润肺，益气补中。

材料（1人量）：

麦冬	5g
干百合	3g
川贝	2g
干雪耳	5g
干燕窝	5g
冰糖或蜂蜜	适量

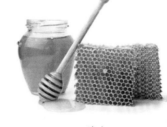

● 蜂蜜

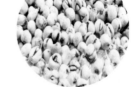

● 川贝

烹调方法：

先将麦冬、百合、川贝稍加清洗，干雪耳清水浸泡后撕成小朵。燕窝用大约 300mL 清水浸泡（浸泡水可保留用于炖制），将燕窝洗净后倒入炖盅，加入麦冬、百合、川贝、雪耳，加水适量，盖上盖子，用文火隔水炖 1 小时，加入冰糖或蜂蜜调味。

贴士

浸泡燕窝的水可保留用于炖制药膳，若燕窝泡发时间较久，可以减少隔水炖的时间，30~45 分钟即可。

胖大海猫爪草炖鹧鸪

对症 甲状腺炎引起的咽喉不适，有异物感。

功效 清热解毒，利咽清音，补脑健胃。

材料（2人量）：

鹧鸪	1只
猪瘦肉	50g
蜜枣	1枚
生姜	2片
胖大海	1个
猫爪草	10g

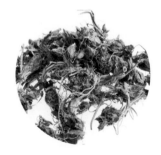

● 猫爪草

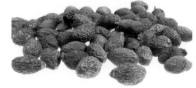

● 胖大海

烹调方法：

将材料分别洗净，猫爪草稍浸泡；蜜枣去核；鹧鸪宰净，置沸水中飞水，一起与生姜放进瓦煲内，加入适量清水，加盖隔水炖2小时便可。进饮时加少量食盐调味即可食用。

中医认为脾胃是后天之本，因为脾胃是气血生化之源。这样说你可能比较难理解，或许可以简单理解为你要生长发育、维持生命、有健康骨骼、健壮的肌肉等等都要靠你吃东西进去，才能转化成你身体的一部分。这本来是很简单、很让人享受的过程，但是偏偏有些时候，我们就是吃多一点点就肚子胀一天，或拉肚子，或吃点生冷、油腻、辣的都会不舒服，这说明你后天之本不够强大，处于虚弱状态，这就是脾胃虚弱了。

4

对症脾胃虚弱

对于后天脾胃虚弱，我们通常会选择一些平补的药而不会选择一些大补的药。因为脾胃这部机器本来就动力不足，这个时候你加再多的机油下去也是没用的，溢出来还会破坏这部机器。平补脾胃药有淮山、党参、芡实、莲子、白术，还会经常搭配茯苓、扁豆、薏米这些"祛祛湿"。这些都是可以常备在家的煲汤材料，无论煲什么汤，只要味道搭，都是可以加一些进去的，健运脾胃这种方法可以说是老少咸宜。其中淮山可以选择新鲜的或晒干的，都非常美味。煲过汤的淮山、莲子、扁豆特别好吃，可以当成一部分主食吃（就是当饭吃，吃了它们减点饭量）；如果觉得

党参还是太补了，可以换成太子参，这种参也叫孩儿参，就是说小朋友也可以吃的；薏米性寒凉，若害怕可稍炒黄再煲汤。

还有一种常见的就是平常吃不得寒冷或寒凉性的食物，这种脾胃虚弱以阳虚为主。姜就是一种很好的用料了。无论煲什么汤，拍几块生姜下去暖脾胃也是不错的。还可以选择高良姜、陈皮、草果、胡椒，胡椒猪肚汤就是非常出名的暖脾胃的汤。

以上所举的用料都是常见，而且味道还是不错的，可以灵活运用到日常所煲的汤当中，就好像生姜和陈皮就是"广东三宝"中常用来煲汤的两宝。

温胃暖胃，针对不能吃寒凉东西的人

方一：良姜炖鸡

禁忌

对症 胃寒，吃寒凉食物易拉肚子。

功效 温中散寒，补虚益气。

由于本膳是专为脾胃虚寒者而设，脾胃湿热泄泻、外感发热、阴虚火旺者（熬夜导致上火，身体干瘦常觉得口干口渴、手足心热的人）不可食用。

材料（1人量）：

高良姜	5g
陈皮	1角
草果	3g
胡椒	2g
鸡	100g
葱	适量

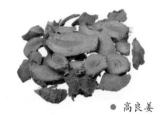
● 高良姜

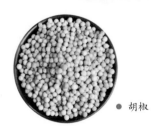
● 胡椒

烹调方法：

先将各种药材洗净备用，然后将鸡切块放入水中用武火煮沸，撇去污沫，最后与药材一同放入炖盅同炖 1.5 小时，调味后喝汤吃渣。

贴士

喝鸡汤时最好撇去浮油，以减少油脂摄入量，避免肥胖。鸡屁股是淋巴最为集中的地方，也是储存病菌、病毒和致癌物的仓库，制作时要切除不用。

方二：金橘炖牛肉

对症 胃寒，吃寒凉食物易拉肚子。

功效 补脾胃，益气血，强筋骨。

材料（3 人量）：

黄牛肉	500g
金橘	100g
黄豆、姜、料酒	适量

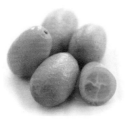

● 金橘

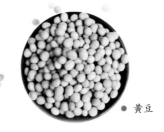

● 黄豆

烹调方法：

取黄牛肉 500g，用清水洗净，金橘 100g，洗净切成大块，去核。将牛肉块放入锅内，加清水烧开撇去血沫，再放入金橘、黄豆及姜、料酒各适量烧开，改用小火慢炖，两小时后去掉表面上的油。放味精、葱花、精盐调味即可食用。

贴士

　　这道药膳牛肉的选材要注意，黄牛肉性温，更适合体质偏于虚寒的人群。但一些阴虚火旺（熬夜导致上火，身体干瘦常觉得口干口渴、手足心热）的人可以选用水牛肉，水牛肉较黄牛肉寒凉一些。

方三：良姜胡椒炖牛肚

禁忌

对症 胃寒，消化不好。

功效 温中散寒，健脾胃，对虚弱瘦小者有补益作用。

本药膳偏于温热，平素体质湿热、阴虚内热（口干口渴手足心烦热、舌质偏红、少舌苔）的人不宜过多食用。

材料（3~4 人量）：

高良姜	10g
胡椒	3g
陈皮	1角
牛肚	500g

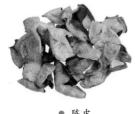
● 陈皮

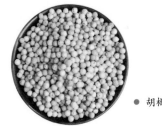
● 胡椒

烹调方法：

将高良姜、胡椒、陈皮洗净备用，牛肚清洗干净，切片飞水后与药食材一同放入炖盅同炖 1~1.5 小时，最后调味食用。

贴士

牛肚要先在冷水中浸泡 10~20 分钟，目的是去除浮在牛肚上的杂质，然后将牛肚翻过来，用剪刀去除上面的油脂，然后用粗盐加面粉涂抹牛肚，反复揉搓，约两三分钟后，冲水洗净。

② 健脾，祛湿

方一：淮山茯苓扁豆炖瘦肉

贴士

对症 脾虚湿困见胃部胀满，不欲饮食，肢体困倦。

功效 健脾益气，利水化湿。

食用豆类食物必须充分加热，不能留有豆腥味。

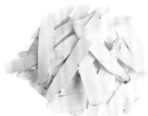

● 淮山

材料(1人量)：

淮山	10g
茯苓	5g
扁豆	10g
瘦肉	100g

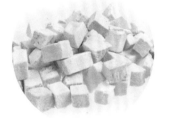

● 茯苓

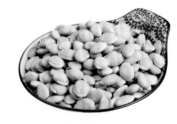
● 扁豆

烹调方法：

各药物洗净，浸泡；瘦肉洗净，所有材料一起放进炖盅内，加入清水适量，武火煲沸改文火炖 2 小时，调入适量盐便可食用。

方二：淮山土茯苓炖排骨

对症 脾胃湿重见疲倦乏力，关节酸重，肢体少许浮肿，胃脘部、腹部胀满，食欲不振。

功效 健脾，利水，消肿。

贴士

在炖骨头汤时，待水开后加少许醋，使骨头里的磷钙溶解在汤内，这样炖出来的汤味道鲜美，易于吸收。

材料（3~4人量）：

鲜土茯苓	100g
淮山	30g
茯苓	30g
薏米	30g
排骨	250g
瘦肉	100g
蜜枣	2枚
陈皮	3g

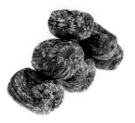

● 蜜枣

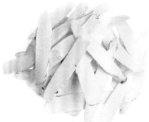

● 淮山

烹调方法：

各材料洗净，薏米稍浸泡，排骨斩件飞水，然后将所有材料放入炖盅，加适量水炖 2~3 小时，调味即可食用。

方三：布渣叶扁豆淮山薏米炖排骨

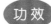

对症 "湿滞"所致不思饮食，困倦乏力，大便黏腻不爽。

功效 健脾利湿，消食化滞。

禁忌

由于津液亏虚导致的便秘人群不宜过多食用。薏米有增加子宫兴奋性的作用，孕妇也不建议过多食用。

● 排骨

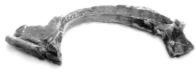

材料（2~3人量）：

布渣叶	10g
白扁豆	30g
淮山	30g
薏米	30g
排骨	200g

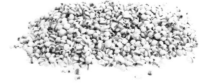

● 薏米

烹调方法：

先将白扁豆、薏米放入水中浸泡 2~3 小时，其他药食材清洗干净，排骨飞水，然后将所有药食材与排骨一同放入炖盅中炖 1.5~2 小时，最后调味食用。

贴士

布渣叶泡茶能开胃消除胃胀，胃口不好或肚子胀气时可以试试。

3

补脾气，祛湿

方一：陈皮淮山莲子煲瘦肉

对症 脾胃虚弱所致胃脘部腹部胀满、食欲不振、消化不良。

功效 健脾，祛湿。

禁忌

本汤中陈皮性宣散，阴虚、实热者慎用。

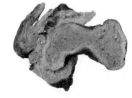

● 白术

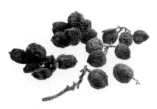

● 砂仁

材料（4~5人量）：

陈皮	1角
白术	25g
去芯莲子	50g
淮山	30g
薏米	50g
砂仁	4粒
瘦肉	500g
生姜	5~8片

烹调方法：

瘦肉洗净切块，药材洗净备用；把瘦肉及药材、姜片同放入锅内，加适量水，武火煮15分钟，改文火煲1小时，加食盐调味即可。

贴士

在购买砂仁时，注意与草豆蔻、益智仁、白豆蔻等相似的药材区分开来。

方二：淮山枸杞党参北芪炖兔肉

对症 气虚所致疲倦乏力，食欲减退。

功效 健脾补气。

贴士

兔肉要顺着纤维纹路切，加热后才能保持菜肴的形态整齐美观，肉味更加鲜美；若切法不当，兔肉加热后会变成粒屑状，而且不易煮烂。

材料（2 人量）：

淮山	20g
枸杞	5g
党参	10g
北芪	10g
大枣	5 枚
兔肉	200g

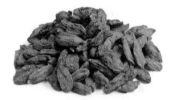

● 枸杞

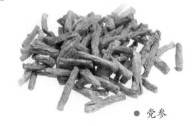

● 党参

烹调方法：

先将药材洗净备用，兔肉清洁干净切小块，放入滚水中飞水，去掉血污之后放入炖盅中与药材同炖 1.5~2 小时，调味食用。

方三：太子参无花果煲瘦肉汤

对症 脾胃虚弱所致食欲欠佳。

功效 益气养血，清肠解毒。

贴士

很多人会把太子参与麦冬相混淆，购买时要问清楚。这道汤味道好，小朋友特别爱喝。

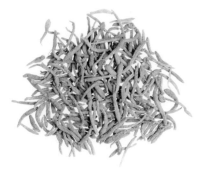

● 太子参

材料（2~3人量）：

太子参	15g
无花果	30g
瘦肉	250g
生姜	3片

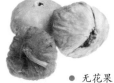

● 无花果

烹调方法：

先将无花果、太子参洗净，稍浸泡；瘦肉洗净切块；然后与生姜一起放进瓦煲内，加入适量清水，武火煮沸后，改用文火煲约1.5个小时，调入适量食盐即可食用。

过年过节吃腻了，再好的脾胃也会有运转不过来的时候。这个时候光健脾是没有用的，得来清除一下多余的垃圾，这就需要消食药啦。

5

对症消化不良

最出名的山楂、谷芽、麦芽、鸡内金、神曲，你知道它们有什么不一样吗？吃肉吃太多了，或油腻的东西吃多了，就很适合用山楂。不要单纯只是把山楂做冰糖葫芦，山楂煲出来的汤酸酸甜甜，别提多好喝了，特别开胃。用山楂干也行，用新鲜山楂味道更好。山楂还有行气散瘀的功效，而作用却是缓和的，特别适合作为食疗而用。老人小孩跌打损伤、产妇产后想要排干净恶露都可以用它。特别是现代的产妇产后吃很多肥腻东西，山楂既消食，又散瘀，用来煲鸡后的汤还很好喝。山楂酸味重，要控制一下分量。而对于吃太多米饭类的食积就比较适合用"二芽"，即谷芽、

麦芽煲汤，单用它们就很有效了，当然也可以和之前提到过的淮山、白术、党参、陈皮一起用，健胃消食，老少咸宜。谷芽消食作用不及麦芽，所以两样常常一起用，只是麦芽大量使用会回乳，所以有哺乳需要的妈妈就要避免使用麦芽消食了。

鸡内金、春砂仁也是消食食疗方中常用的，只是味道就不如山楂、谷芽、麦芽那么好，所以每次用量都会比较少，避免影响胃口。但它们的效果还是不错的，只要花点心思做得好吃就行。还有一味鸡屎藤，是小儿疳积的常用药，捣粉冲服效果最好，煲汤也不错，家有小孩的不妨一试。

对症吃多了、吃太油腻导致的消化不良

方一： 山楂萝卜陈皮炖鹌鹑

贴士

对症 食欲不振、消化不良。

功效 健胃消食。

广东最出名的要数新会的柑晒成的"陈皮"。选购陈皮时，以外皮深褐色，皮瓤薄，放在手上觉得很轻而又容易折断，同时年份越久的、散发出醒神、不刺鼻香味的为佳。

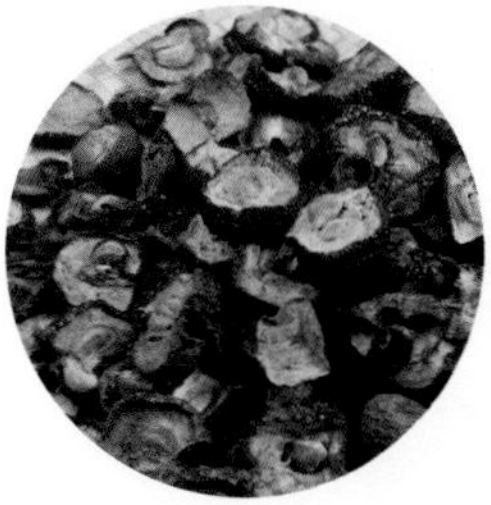

● 山楂

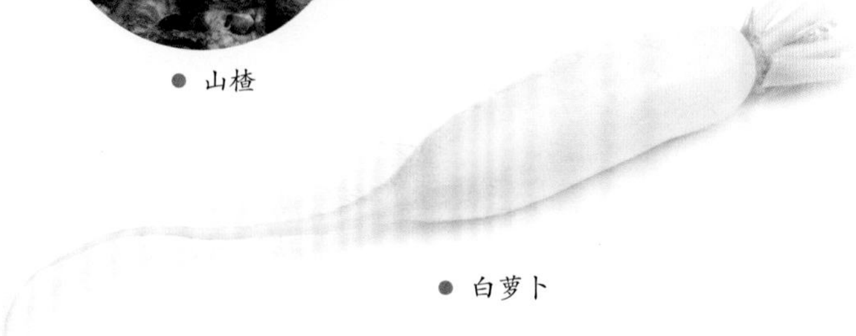

材料（2~3人量）：

山楂	20g
白萝卜	500g
陈皮	1角
鹌鹑	2只
蜜枣	1枚
生姜	适量

● 白萝卜

烹调方法：

将鹌鹑劏洗干净后，1只切成 4~6 块，山楂切成圆片，白萝卜切成块状，生姜切 2~3 片，然后将所有洗干净的食材一同放入炖盅同炖 1~1.5 小时，最后调味食用。

方二：谷芽麦芽山楂炖瘦肉

对症 米面、肉食所致食积。

功效 行气消食，健脾开胃，退乳消胀。

禁忌

由于山楂可以活血化瘀，因此孕妇不建议食用。

材料（1人量）：

谷芽	10g
麦芽	10g
山楂	5g
瘦肉	100g
姜	2片

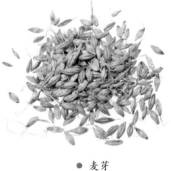

● 麦芽

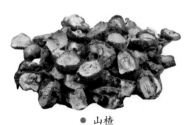

● 山楂

烹调方法：

先把谷芽麦芽和山楂冲水洗净，装入煲汤袋，瘦肉洗净切块，飞水；将食材和瘦肉放入炖盅隔水炖2小时，下盐调味即可食用。

贴士

山楂均以果大、肉厚、核少、皮红者为佳。

对症吃得少、没有胃口的消化不良

木瓜粟米花生生鱼汤

对症 胃口不好，吃得少。

功效 调中开胃，温胃祛湿。

一般药用宜选择安徽宣城产的"宣木瓜"，有良好的温胃和中、祛湿、强筋骨作用；平常水果店卖的多是"番木瓜"。宣木瓜和番木瓜的原植物种类不同，其性味、功效亦不相同，用时应注意加以区分。

材料（3~4 人量）：

宣木瓜	约 500g
粟米（连衣、须）1 个	
花生仁	50g
生鱼	1 条
瘦肉	100g
红枣	8 枚
生姜	3 片

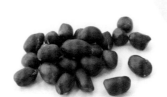

● 花生仁

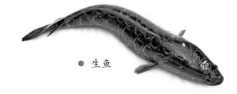

● 生鱼

烹调方法：

将木瓜削皮去瓤，洗净，切为角块状；粟米洗净，切为短段；花生洗净，稍浸泡；生鱼宰洗净去肠杂，下油锅慢火稍煎至两边微黄；瘦肉洗净，切大块。将所有食材一起放进瓦煲内，加入适量清水，武火煲沸后改用文火煲 1~1.5 小时，调入适量食盐即可食用。

胃痛也是一种消化道非常常见的不适症状。有时候是因为想多了，有时候是因为吃多了，有时候是因为吃了一些冷的东西，原因各异，因此，需要喝的汤水也会有不同。

6

对症胃痛

不知道你有没有经历过，一考试或一有什么特别重要的事情的时候就非常容易胃痛，这种就是想多了引起的，中医叫作"肝郁乘脾"。往往这个时候除了痛还会吃不下，所以弄个合适的汤喝喝，既能缓解紧张的情绪，也能比较容易消化吸收。这里推荐用佛手来煲汤，佛手有一点点苦，但自带清香，所以用量不多时煲出来的汤还是挺好喝的（就是用多了会很苦的意思）。佛手和佛手瓜是不一样的，佛手药食两用，疏肝解郁止痛效果比较好，而且性温；而佛手瓜是一般蔬菜，性凉，止痛不明显。

而一些吃了冷东西或寒凉食物特别容易引起胃痛的人，推荐生姜和胡椒可以作为日常汤水中的常客。刚开始还没适应可以少量食用，慢慢地你就会发现可以吃更大的量了，而且身体也逐渐没有以前那么怕冷。当然，太多对胃也是一种刺激，以自己吃进去觉得舒服为度。砂仁芳香醒脾（很大味道），行气温中，也是这种类型胃痛的常用药。为了保护它的这种气味，用药通常后下，药效更好，但如果用于药膳，因为味道的问题，不后下也是常有的事情，只是效果会打折。

胃寒痛——吃寒冷食物诱发疼痛或疼痛加重用热水
　袋敷一敷就会好的类型，天气冷也容易痛的类型

方一： 淮山高丽参益智仁煲乳鸽

对症 胃寒，胃痛，天寒易痛，热敷痛减。

功效 温脾暖胃，止泻。

贴士

选购乳鸽时，用手拨开翅膀观察，翅膀下的羽毛没长齐的即是乳鸽。而且乳鸽翅膀比成鸽短，不会长过尾巴。此款药膳中既可以选择鲜淮山，也可以选择干淮山，功效相同。

材料（3 人量）：

高丽参	10g
淮山	30g
茯苓	20g
益智仁	10g
生姜	3 片
乳鸽	1 只
瘦肉	100g

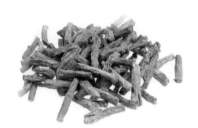

● 高丽参

● 茯苓

烹调方法：

药材浸泡片刻，取出；乳鸽斩杀，清洗干净后，飞水去血水；瘦肉洗净，切小块；原材料同放入瓦煲内，加适量清水，武火煮沸后，改文火煲 1 小时，加适量食盐调味即可。

方二：党参白术益智仁煲鹌鹑汤

对症 胃寒，胃痛，天寒易痛，热敷痛减。

功效 温脾暖胃，止泻。

素体阴虚火旺，及尿频、遗尿见尿黄赤、口干燥等热证者慎用。

材料（5~6人量）：

党参	30g
白术	20g
茯苓	30g
益智仁	15g
干姜	10g
鹌鹑	5只
瘦肉	100g

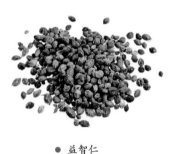
● 益智仁

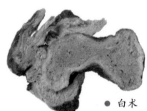
● 白术

烹调方法：

药材浸泡片刻，取出；鹌鹑斩杀，去内脏，清洗干净后，飞水去血水；瘦肉洗净，切小块；原材料同放入瓦煲内，加适量水，武火煮15分钟后，改文火煲1小时，加食盐调味。

贴士 益智仁以个大、饱满、气味浓者为佳。

方三：砂仁白果炖猪肚

禁忌

阴虚火旺（口干口渴、手足心烦热、舌质偏红、少舌苔）者慎用胡椒、砂仁。

对症 胃寒，胃痛，食欲不振，反胃。

功效 温胃散寒，行气止痛。

材料（1~2人量）：

春砂仁	2枚
白果	5枚
胡椒	1g
猪肚	100g
瘦肉	25g

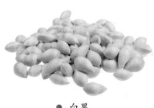

● 白果

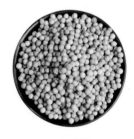

● 胡椒

烹调方法：

白果洗净，猪肚切条飞水，砂仁烘干打成粉。把所有材料放入炖盅，加适量水，盖好盖子，置武火烧沸后用文火炖1.5~2小时，加少量的盐调味。

贴士

白果有少量毒性，尤以绿色的胚芽毒性最大，故在食用前最好将白果心去掉，不可一次性大量服用，尤其是小儿不宜多食。一般而言，成人一次不超过10枚为宜，小儿一次不宜超过6枚。如发现白果中毒，可用鸡蛋清内服。此外，白果不宜与鳗鲡同食。

方四：当归生姜炖羊肉汤

对症 胃寒，胃痛，恶心，食欲不振，四肢不温。

功效 温中暖胃，益气养血。

贴士

做羊肉汤时所用生姜最好不去皮，因为生姜皮辛凉，有散火、除热、祛风功效，同时还能去膻味。烹调羊肉时还应少用辣椒、胡椒、丁香、小茴香等温辛炽热的调味品。

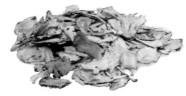

● 当归

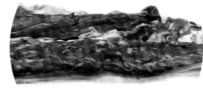

● 羊肉

材料（1人量）：

当归	3g
生姜	5片
羊肉	100g

烹调方法：

当归洗净；羊肉剔去筋膜，放入沸水锅内焯去血水后，过清水洗净，斩成小块。将材料一起放入炖盅，加入清水适量，加盖，用武火煮沸，用文火炖约2小时，调味食用。

②

用于胃寒痛，同时兼有益气作用

方一：黄芪砂仁猪肚汤

贴士

对症 气虚所致胃寒疼痛。

功效 健脾、益气、开胃。

新鲜猪肚处理时，先放在水龙头下把表面的浮黏液和多余的油脂冲洗一遍，再用适量淀粉、盐和醋反复搓擦，冲洗干净后把猪肚放入开水中，其中有油脂的一面要翻到里面，水开后，翻动猪肚，看到猪肚变硬成形后就可以捞出来，最后把猪肚放入水池中，用刀把表面的白色膜刮净，用水冲净就可以了。

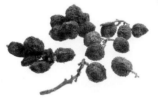
● 砂仁

材料（3~4人量）：

猪肚	1个
砂仁	5g
黄芪	20g
生姜	3片

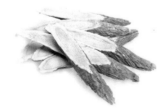
● 黄芪

烹调方法：

砂仁、黄芪洗净；猪肚冲净，刮去白膜，翻转用生粉反复揉擦，洗净。一起与生姜放进瓦煲内，加入适量清水，武火煲沸后，改文火煲约1.5个小时，调入适量的食盐或略加胡椒粉即可食用。

新鲜猪肚呈白色略带浅黄，质地坚挺厚实，有光泽，有弹性，黏液较多，无异味。

方二：陈皮白术炖猪肚

对症 气虚所致胃痛，胃脘部胀满，食欲不振，恶心呕吐。

功效 燥湿健脾，理气化痰。

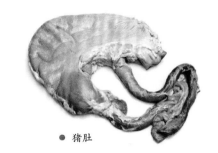
● 猪肚

材料（1人量）：

陈皮	0.5g
白术	10g
猪肚	75g
瘦肉	50g

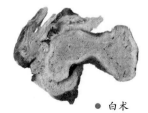
● 白术

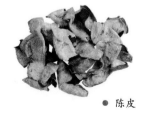
● 陈皮

烹调方法：

白术、陈皮洗净浸泡，猪肚、瘦肉切块。将各汤料放入炖盅，加入清水适量，文火炖约2小时，调入适量食盐便可，弃药渣喝汤，猪肚可捞起，拌酱油供佐餐。

气滞导致胃痛，多用于容易生气、
思虑过多的人

佛手丝瓜滚鱼片汤

禁忌

阳 虚、体
弱者不宜过多
饮用。

对症 紧张、压力太大、思虑太多导致胃痛。

功效 疏肝解郁，理气健脾。

材料（1人量）：

丝瓜	100g
佛手	1g
陈皮	0.5g
鱼片	100g
姜丝	适量

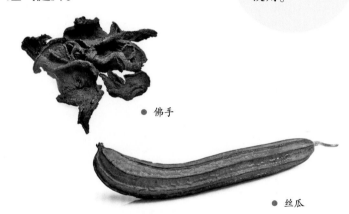

● 佛手

● 丝瓜

烹调方法：

佛手洗净切片，丝瓜去皮切片，鱼片用水淀粉、胡椒粉、盐、料酒抓匀上浆。
锅中加一碗水，放入陈皮、姜丝煮开，倒入丝瓜和佛手片，再用武火煮开，倒
入鱼片，轻轻用锅勺摊匀，再煮开即可调味食用。

贴士

鱼片很容易熟，不需要煮太长时间，以免失去滑嫩感。

前面说了那么多消化不适症状其实也经常是慢性胃炎的常见症状，可以根据个人的具体情况选择汤水。那为什么我们还需要单独写一章对症慢性胃炎？原因有二：一是有很多人慢性胃炎平常是没有症状的，需要日常保养，让旧病没那么容易复发；二是有一种菇很常见，可用于这种慢性胃炎的治疗。

7

对症慢性胃炎

平常我们都认为花胶养胃，因为里面含有丰富的胶原蛋白，甚至觉得连胃溃疡都可以修补一下。其实并不然，胶原蛋白不养胃，它吸收率也不高（因为它是非优质蛋白啊），而且人体自身通过各种食物提供的原材料就能合成。那为什么我们推荐给慢性胃炎患者的汤水中还有花胶呢？其实我们并不是从胶原蛋白这个角度去分析的，而是从滋阴的效果去推荐的。所以推荐的汤水当中加了石斛，起到协同的效果。如果觉得太过滋腻，还可以稍加生姜和陈皮健运脾胃。那什么人适合用这个呢？中医会跟你说，胃阴虚的人比较适合。我会跟你说，有些人会表现为口干舌燥不想吃，有些人则表现为非常想吃，吃很多都不够，这些都是胃阴虚的表现。反正这个汤也挺好喝的，试试吧。

上文提到的"一种菇"，相信大家都猜到是猴头菇了吧。这种家喻户晓、家庭必备的健脾养胃材料就不用多介绍了。简单让大家回味一下《金娥山房药录》中提到猴头菇是"补而能消积聚，消而能护胃气"。

胃阴虚——胃镜表现为萎缩性胃炎，
口干，大便干

石斛花胶炖瘦肉

贴士

对症 适合于胃阴虚的人饮用。

功效 滋补养阴，养胃益气。

市场有用石仙桃冒充石斛的。石斛表面金黄色至淡褐色，具纵沟，顶端无叶痕，嚼之有黏性，味微苦；石仙桃表面污黄色或黄棕色，偶有金黄色，有分枝，分枝具纵沟，顶端有叶痕，嚼之无黏性，味淡，购买时注意鉴别。

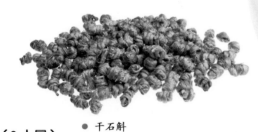

● 干石斛

材料（3人量）：

干石斛	15g
花胶	20g
瘦肉	300g
生姜	3片

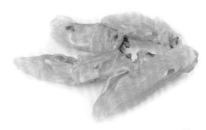

● 花胶

烹调方法：

石斛用清水洗净稍浸泡；花胶浸泡1小时，置沸水中稍滚片刻，切段状；瘦肉洗净，切块。前料与生姜放进炖盅内，加入适量冷开水，隔水炖1.5~2小时，调入适量食盐调味即可食用，其中花胶、瘦肉可捞起拌入酱油供餐用。

猴头菇陈皮生姜煲猪脹

贴士

对症 消化不良、脾胃虚弱之人。

功效 健脾养胃。

猴头菇不单是一般消化不良之药，对于慢性胃炎、胃溃疡甚至胃癌都是有一定的辅助治疗功效的，所以有胃病的人不妨多选择猴头菇煲汤。猴头菇天生是有点黄色的，太白的猴头菇有可能是漂白的，尽量不要选择。

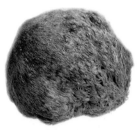

● 猴头菇

材料（3 人量）：

猴头菇	2~3 朵
猪脹	350~400g
生姜	2 片
陈皮	1 角

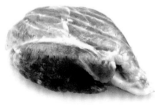

● 猪脹

烹调方法：

猴头菇用清水浸泡 2 个小时左右，猪脹肉斩件飞水处理。放入凉水，后加入猪脹、猴头菇、生姜、陈皮。先武火滚 15~20 分钟，然后转文火煲 1~1.5 小时。关火前加入适量的食盐调味即可。

吃了热气的东西后大便干，拉完肛门有
灼热感，大便很臭，健壮的男人居多

芦荟炖排骨

禁忌

对症 吃了热气的东西后大便干，拉完肛门有
灼热感，大便很臭，健壮的大男人居多。

功效 清肝，泻下。

由于芦荟性味苦
寒，对于体质虚寒、
因虚导致大便秘结的
人则不适用，孕妇一
般不建议食用。

材料（2人量）：

食用新鲜芦荟	3~4 片
排骨	200g

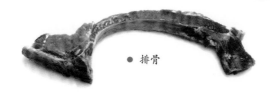

● 排骨

烹调方法：

将芦荟叶片去刺洗净，在叶片上划痕，将排骨飞水去掉血水和油脂后与芦荟一
同放入炖盅同炖 1.5~2 小时，调味喝汤吃肉。

贴士

　　芦荟和龙舌兰如果不注意很容易混淆，龙舌兰是有毒的，因此切不
可误食。芦荟品种除了少许几种可以食用鲜叶外，大多数品种只是观赏
植物，有些芦荟品种还是有毒的，误食后可能引起中毒甚至危及生命安全，
因此在购买时要向商家说明是食用芦荟。

有人拉不出大便，有人狂拉大便，都很让人头痛。通常有两种情况是可以通过食疗较好缓解的。大便次数 2~3 次，每次都是偏软偏烂的，量不会很大，那接下来我们可以看看究竟这大便是臭的还是不臭的（提醒：如果每次腹泻量大，伴随其他不舒服，水样便等情况就最好去医院请医生看了）。

9

对症大便溏泄

通常不臭的大便会是脾虚有湿引起比较多，所以我们比较常用一些健脾渗湿带有止泻效果的材料煲汤。不明白专业名词不要紧，你只需要了解到大便烂是因为身体自动帮你排出多余的湿气，但我们不能光让身体自己工作吧，所以为了帮身体一把，我们就用一些汤水帮助排湿止泻。健脾的药材前文已经有提到过了，这里也是可以用的。而一些祛湿的材料例如白扁豆、赤小豆、云苓、玉米须等比较常用的平性药材，都是可以选用的。而如果大便偏臭的，说明有"热邪"在里面。光祛湿可能不管用，还得清热，办法是加一些苦瓜、薏米，南方人可以在鸡蛋花、木棉花盛开的时候用点鸡蛋花、木棉花煲汤。

如果想要止泻的，这里就推荐用点莲子，既健脾，又安神，还能止泻，小朋友遗尿也可以用它煲粥煲汤。莲了心要不要可以根据个人选择，莲子心苦，清热比较好。如果你大便臭，兼有失眠多梦的可以将莲心一起煮，嫌弃它的苦味把它去掉也未尝不可。煲汤的时候莲子、芡实是一对好兄弟，基本都是一起用，可以加强健脾祛湿止泻的效果。

脾胃虚弱导致拉肚子，大便稀软不成形，这种大便往往不臭

方一： 莲子淮山茯苓薏米煲水鸭

对症 胃脘部和腹部胀满，不思饮食，大便溏泄，不臭。

功效 健脾，祛湿，止泻。

贴士

膳中加入少许陈皮，不但可以祛除鸭子的膻味，还可健脾开胃。

材料（1~2人量）：

陈皮	0.5g
莲子	10g
淮山	10g
茯苓	5g
薏米	10g
水鸭	100g
瘦肉	25g
生姜	2片

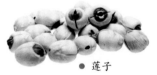
● 莲子

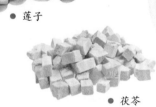
● 茯苓

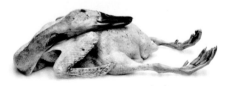
● 水鸭

烹调方法：

将水鸭肉、瘦肉用清水洗净斩件，莲子去心洗净，淮山用水稍浸，薏米、茯苓、陈皮、生姜用水洗净。将全部用料一齐放进瓦煲内，加入清水，先用武火煮沸，再用文火煲2小时，调味即可。

方二：三豆薏米煲鲫鱼

对症 痰湿困脾所致疲倦乏力，肢体困重，胃口差，大便溏泄。

功效 健脾祛湿，行气化痰。

贴士

煲鲫鱼时要把鱼汤煲成奶白色为好。

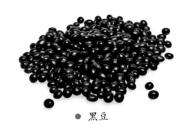
● 黑豆

材料（2~3人量）：

白扁豆	20g
红豆	20g
黑豆	20g
薏米	20g
鲫鱼	1条
生姜片	20g

● 鲫鱼

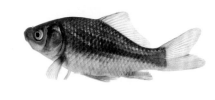
● 白扁豆

烹调方法：

先将薏米、白扁豆、红豆、黑豆放入水中，用瓦砵盛之，浸透；鲫鱼剖开去内脏，煎香待用。将薏米及三豆放入瓦煲，加适量水煮沸后用中火煲约1小时，加入鲫鱼、生姜片再煲半小时，调味即可。

清热为主，大便很臭，以 4、5、6 月居多

方一： 马齿苋绿豆煲水鸭汤

对症 下痢脓血，由于腹痛很急去拉大便但拉完后还是很急，大便臭。

功效 清热解毒，凉血止痢。

禁忌

此药膳性味偏凉，脾虚表现为大便稀烂者、孕妇慎服。

材料（3~4 人量）：

鲜马齿苋	200g
绿豆	50g
水鸭	500g

● 绿豆

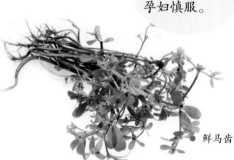

鲜马齿苋

烹调方法：

绿豆先浸泡 2 小时，将水鸭切块后飞水去掉血污与泡好的绿豆放入瓦煲中同煲 1 小时，然后放入洗净后的马齿苋再同煲 0.5 小时，最后调味食用。

贴士

绿豆不要用铁锅煮，因为绿豆中的鞣酸能和铁反应生成黑色的鞣酸铁，煮出来的绿豆汤会发黑。

脾胃虚寒导致的大便溏泄则不建议过多食用。

方二：马齿苋芡实鲫鱼汤

对症 大便次数多，溏烂、臭秽。

功效 清热利湿，凉血解毒。

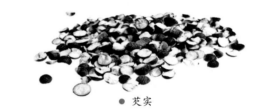
● 芡实

材料（2~3人量）：

马齿苋鲜品	200g
芡实	20g
鲫鱼	1条
枸杞	5g
生姜	适量

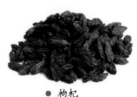
● 枸杞

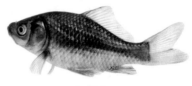
● 鲫鱼

烹调方法：

先将马齿苋漂洗干净并焯水后备用，鲫鱼剖洗干净，在锅中放入少量油，同时放入姜片，待油烧热，放入鲫鱼稍微煎一下两面鱼身，然后加入清水、芡实及枸杞，煲0.5~1小时后放入马齿苋，再煲0.5小时，最后调味食用。

贴士 芡实宜用文火炖至烂熟，细嚼慢咽，一次不要吃太多。

小便不利指的是小便量减少，排尿困难，甚至完全闭塞不通。有各种不同的原因，这需要你定期体检有无实质的疾病导致。有一些疾病引起的小便不利是汤水无法解决，甚至喝了汤水会加重，这都需要特别注意。

10

对症小便不利

有一种情况的小便不利就很推荐使用汤水。炎炎夏日，挥汗如雨，我们的小便就通常非常少而黄，人也觉得特别闷热，怎么喝水都好像不够。这个时候妈妈煮个灯芯草水，用玉米须煲个汤，小便一多，你就会觉得特别清爽，因为体内的暑热都随着小便而去了。还要特地介绍一个茯苓，利小便而不伤正气，也是常用的煲汤材料，而且还兼有健脾、安神的功效，就是之前所说的拉大便比较烂也可以用它，而睡觉不安稳的也可以用它。

还有一种情况的小便问题是夜尿特别多，特别是小孩和老人，肾的气化功能不足就会如此。这时可以用莲子、芡实、白果、覆盆子来煲汤，主要起到一个补肾缩小便的作用，药性还特别平和，还可以下点核桃仁补肾。这里面缩尿效果最明显的就是覆盆子了，常和桑螵蛸、益智仁一起起到治疗遗尿、尿频及增强固肾缩尿的作用。但白果因为有小毒，要注意煎煮的时候打开盖子，让有毒物质能随着煮的时候产生的气体挥发掉。注意食用量也是非常重要的，小孩尤其应当注意。

利尿，针对尿不痛、一点点尿出的类型。
以清热效果来说，金钱草好于车前子

方一： 金钱草玉米须瘦肉汤

贴士

对症 小便深黄，有结石者效果较好。

功效 清利肝胆湿热，通淋化石。

本药膳性偏凉，平素脾胃虚寒容易便溏者不宜过量。金钱草不宜长期大量使用，否则容易导致血钾的丢失。

材料（3人量）：

金钱草	30g
	（鲜品加倍）
玉米须	10g
鸡内金	10g
瘦肉	300g
蜜枣	2枚

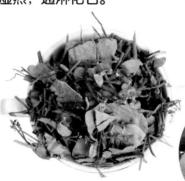

● 金钱草

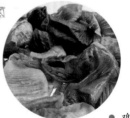

● 鸡内金

烹调方法：

金钱草、玉米须、鸡内金稍加清洗，沥干水备用；瘦肉洗净，斩件，加入瓦煲中，加入药材、蜜枣，文火煲约1小时，加入食盐调味即可。

贴士

金钱草的产地不同功效也有所区别，要对症选用。如四川的金钱草（也叫大金钱草）和广西的金钱草（也叫广金钱草），两者分别为不同的植物品种，但四川金钱草长于利胆排石，用于胆石症、肝炎效果更佳；广金钱草利于利尿排石，对泌尿系方面结石效果较好。

方二：车前子绿豆煲瘦肉

对症 小便不通，一点一点出。

功效 清热解毒。

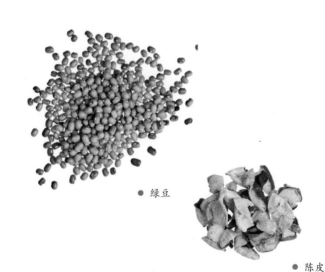

● 绿豆

● 陈皮

材料（1人量）：

车前子	5g
陈皮	5g
通草	5g
绿豆	20g
瘦肉	100g
生姜	3 片

烹调方法：

将上述各物洗净，绿豆先浸泡；中药用纱布包裹后，一起放入瓦煲，加入适量清水，大火滚沸半小时后，去药包留汤汁，加入绿豆、瘦肉和姜滚沸 1 小时，调入适量食盐即可食用。

禁忌

方三：灯芯竹叶炖兔肉

对症 小便短赤，心烦口渴，口腔红肿热痛。

功效 清心泻火除烦，利尿通淋。

本药膳偏于寒凉，若口淡无味、大便溏泻、小便清长等证不宜食用。

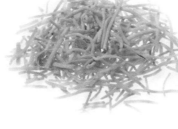

材料（3~4人量）:

灯芯草	5g
淡竹叶	10g
蜜枣	1枚
兔肉	500g

● 灯芯草

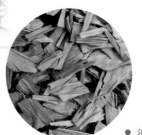
● 淡竹叶

烹调方法:

先将兔肉切块飞水，然后与灯芯草、竹叶、蜜枣一同放入炖盅同炖1.5~2小时，最后调味食用。

贴士

兔肉的储存时间不宜过长，因为容易变质，放入冰箱的也最好在一两天内吃完。

缩尿，针对夜尿频繁

白果覆盆子猪小肚汤

贴士

对症 尿多，尿频。

功效 补肝肾，缩小便（治疗小便过多）。

白果以粒大光亮、壳色白净为最好。用手摇时，无声音的果仁饱满。如果壳色泛糙米色，用手摇时有声音的，往往是陈货。

材料（1人量）：

白果	8 枚
覆盆子	12g
生姜	3 片
猪小肚	1 个
瘦肉	50g

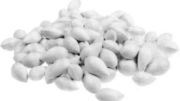

● 白果

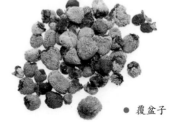

● 覆盆子

烹调方法：

覆盆子洗净；白果加水稍浸泡，去皮；猪小肚处理干净，再用生粉反复洗净，随后再用食盐涂擦，清水冲净，切成小块状。然后与生姜一起放进瓦煲内，加入适量清水，武火煲沸后，改为文火煲约 1.5 小时，调入适量食盐便可食用。

"大姨妈"是你怕它来又怕它不来的"人",能顺利度过"那几天"还好,如果有什么痛经、月经量多或少、月经提前或推后等等问题那就更麻烦了。当然,定期到妇科就诊查清楚原因也是非常重要的,不要以为单靠汤水就能解决所有问题。如果检查了没什么事那就更能放心喝汤啦。

11

对症月经不调

先来说说益母草,很多人都只是根据它的名字来选择它,其实并不知道它具体有什么作用。它确实是妇科经产的要药,但也是只用于瘀血所致的经产症状。就是你痛经、经血有瘀块、产后恶露时间很长、颜色很瘀暗等瘀血的情况才适合用益母草的药膳。如果你本身就很虚弱,月经颜色又很淡,来了很久都不结束,这个时候吃益母草简直就是雪上加霜。益母草可以自己煮水,也可以煮鸡蛋,用来煲汤味道也是不错的,搞清楚自己的情况再选择。

阿胶、当归、艾叶也是被称为"女人药",可见这些药在妇女心中的地位。简单地介绍一下它们的特点:当归和阿胶都是补血药,所以如果你月经量少,月经后期经色淡,平常面色嘴唇都特别苍白可以用一下这两味药。当归有活血止痛的作用,对有经痛的特别适合;阿胶有止血功能,如果你月经来了很久都未能停的话就适用阿胶。艾叶也是有止血功能的,所以在这种情况下阿胶和艾叶是常常同用的,中医叫"胶艾汤"。只是这三种药材都味道相对比较大,喜欢的人觉得很好吃,不喜欢的人就有点难接受,不喜欢的话我们减少用量就好,慢慢适应还是很不错的。

针对痛经

方一： 益母草红枣炖瘦肉

贴士

益母草以质嫩、叶多、色灰绿者为佳。存放时，干益母草宜置干燥处；鲜益母草宜置阴凉潮湿处。

对症 痛经、易疲劳。

功效 活血调经止痛。

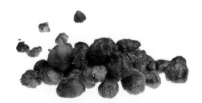

● 圆肉

材料（1人量）：

益母草	3g
红枣	2枚
枸杞	3g
圆肉	2g
瘦肉	100g

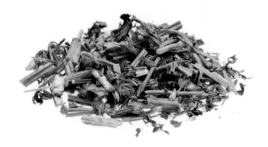

● 益母草

烹调方法：

将益母草洗净，瘦肉洗净切块，红枣洗净去核，一起放入炖盅武火煮滚后，转文火慢炖 1.5~2 小时，调味即可。

方二：益母草玄胡煲乌鸡汤

对症 痛经，经色暗，有瘀血瘀块。

功效 调经活血，行气止痛，养血。

材料（2~3 人量）：

干益母草	15g
玄胡	15g
红枣	5~10 枚
乌鸡	半只
瘦肉	250g

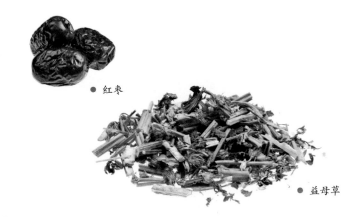

● 红枣

● 益母草

烹调方法：

将益母草、玄胡分别洗净，稍浸泡，装入煲汤袋；瘦肉洗净，切小块；乌鸡去除内脏等后洗净，斩大块；先将乌鸡飞水去血水，后将所有材料放入，加适量水，武火先煮 15 分钟，后改文火煲 1 小时，加食盐调味，去药渣吃肉喝汤。

贴士

益母草忌铁器，故煲此汤时不宜选用铁锅或铁碗去盛放。

其实这里面应该是包含着两种情况的。第一种就是你去检查发现"血红蛋白"一项低于正常值，这是现代医学诊断为贫血的依据；第二种是"血红蛋白"一项是正常的，但脸色恍白，指甲色淡，容易头晕眼花，月经色淡，手脚发麻，等等，这是中医所说的"血虚证"的表现。所以有人抨击说阿胶、红枣补血是不对的，因为这两种材料中三大造血原料叶酸、铁、维生素B_{12}都很缺乏，根本不能单靠这两者使低于正常值的"血红蛋白"恢复正常。其实这是搞错方向了，中医"补血"这个治法是针对"血虚证"而言，就是"血"这种精微物质缺乏，不能濡养脏腑及四肢百骸时所用的治法，而不是"血红蛋白"低下所用的治法。就像用英文翻译唐诗，当中难免错漏和误会。

12

对症贫血

下面介绍的汤水是针对"血虚证"而言，用的是一些当归、熟地黄、阿胶、龙眼等补血药。通常"有形之血不能速生，无形之气所当急固"，就是说补血药通常与补气药一起用，效果会更好，所以人参、黄芪、五指毛桃等的补气药也要用起来。

当然，兼具现代营养学的思维，各种补血原料也要动起来。动物的肉和肝脏都是维生素B_{12}和血红素铁的良好来源，所以鸡肉、羊肉、猪肝等通通都可以选用。有一些老人平常吃得少，消化能力弱，肉食可能吃不了多少，那对于他们来说喝点汤是比较合适的。虽然绝大部分营养在汤渣当中，但汤水也能溶出一些，而且溶出来的相对比较好吸收，不怕增加胃肠负担。再配合一些药材，能起到比较好的食疗功效。

方一： 党参当归猪肝汤

对症 心肝血虚型贫血，心悸、头晕、面色萎黄、目昏眼干。

功效 养血补肝，宁心安神。

禁忌

如果本身有高血压、冠心病、高脂血症的人则不宜经常食用，且每次食用量不要超过50g。

材料（1~2人量）：

猪肝	100g
党参	5g
当归	5g
红枣	4枚
生姜、葱白	适量

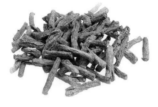
● 党参

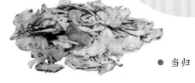
● 当归

烹调方法：

将党参、当归洗净，加入清水中煮十几分钟后，再将调味好的猪肝放入汤中，随即将生姜、葱白放入，猪肝熟透后放盐调味，食肝与汤。

贴士

猪肝是解毒器官，因此清洁处理非常重要，买回来的猪肝最好放在自来水水龙头下冲洗10分钟，然后放在水中浸泡30分钟，去掉散存于肝血窦中的毒物和毒汁后再烹调，千万不要因单纯追求"鲜嫩"引起食物安全问题。

禁忌

有人认为鸡血藤对子宫有兴奋作用，故孕妇慎用。

方二： 鸡血藤党参煲乌鸡

对症 气血虚弱所致疲倦乏力、气短、面黄、心悸眩晕。

功效 行血舒筋，补气养血。

材料（3~4人量）：

鸡血藤	30g
党参	30g
北芪	15g
当归	10g
生地	10g
大枣	3枚
乌鸡	1只
瘦肉	100g
生姜	2片

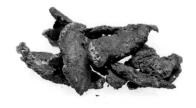

● 生地

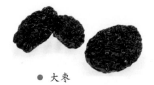

● 大枣

烹调方法：

将乌鸡斩杀、去毛及内脏、洗净、斩件、飞水，瘦肉洗净、切块，鸡血藤洗净、斩碎，其他药材稍加清洗，与乌鸡、瘦肉同放入瓦煲内，加适量水，武火煲15分钟后，改文火煲约1小时，加适量食盐调味即可。

贴士

鸡血藤以树脂状分泌物多者为佳。

方三：党参黄芪当归羊肉汤

贴士

当归以主根粗长、皮细，断面呈黄色，粉性足，香气浓郁的为优；而主根短小，支根多，皮粗，味苦，断面呈红棕色的为次。

对症 贫血见头晕、乏力、四肢发麻、失眠。

功效 健脾养血，和胃理气。

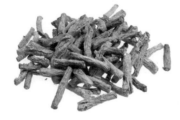

● 党参

材料（2~3人量）：

羊肉	300g
党参	20g
黄芪	15g
当归	10g
生姜	3片

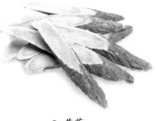
● 黄芪

烹调方法：

药材洗净，浸泡；羊肉洗净，切块，置姜汁酒的沸水中稍滚片刻，再洗净（即飞水），一起与生姜放进瓦煲内，加入适量清水，武火滚沸后，改为文火煲1.5小时，调入适量食盐便可食用。

94

禁忌

此膳中猪肝含有丰富的胆固醇，因此冠心病、血脂异常的人不宜过多食用。

方四：猪肝补血汤

对症 贫血见头晕、心悸、失眠、面色萎黄，尤其是女性。

功效 养血补肝，养心安神。

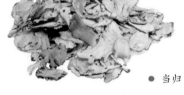
● 当归

材料（1人量）：

党参	5g
当归	5g
猪肝	50g
红枣	4枚

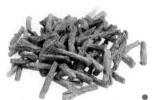
● 党参

烹调方法：

将党参、当归、红枣洗净，加水煮30分钟后，将猪肝切片飞水放入药材汤中煮熟后饮汤吃肝。

贴士

由于此药膳性味偏温，如若饮用后出现燥热不适时，可于汤中加入少许生地以清热养阴生津。

方五：核桃圆肉鱼肚煲

对症 心脾两虚、气血不足所致心悸、失眠、健忘。

功效 健脾益胃，温肾助阳，补益心脾，养血安神。

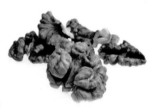

● 核桃仁

材料（2~3人量）：

核桃仁	30g
鱼肚	100g
圆肉	10g
鸡肉	250g

生姜丝、葱丝、
黄酒、食盐各适量

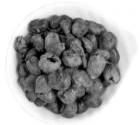

● 圆肉

贴士

　　鱼肚为鱼鳔干制而成，有黄鱼肚、回鱼肚、鳗鱼肚等，以广东所产的"广肚"质量最好。"广肚"是一个总称，只要体形较大者，都被称作"广肚"。福建、浙江一带所产的"毛常肚"较次于广肚，但也称佳品。

烹调方法：

将核桃仁放入沸水锅中焯一下，去皮；将鱼肚洗净后，用油发好，即在温油锅中炸至断面呈海绵状，切长块；鸡肉洗净，切块。将上述三物加适量的姜丝、葱丝、黄酒，放入瓦煲内，加入上汤，武火煮沸，文火煲30分钟左右，加食盐调味即成。

有人说减肥是"终身事业"，因为辛苦地减几斤很快又胖回去，甚至比原来还胖，可见减肥之难。但是减肥又非常简单，真理就只有六个字："管住嘴，迈开腿。"只是很讲究方法，不是你吃很少把自己饿晕，然后狂跑步把自己累垮就行，要营养均衡，均匀地瘦下去就一点都不容易了。这需要一个专业的营养学人士帮你设计好热量及食物搭配，健身人士帮你设计好有氧运动及肌肉锻炼的方法。关于营养这里篇幅有限讲不了太多，但可以向你推荐几款汤水。

13

对症肥胖

中医认为："肥人多痰湿"，这类人通常身体肥胖，大腹便便，面部皮肤油脂较多，有眼袋，并且特别爱出汗，经常浑身黏腻腻的，这就是痰湿之邪困在身体出不来的原因，而通常我们祛湿了以后不单这些症状会好一点，如果配合饮食、运动得当，体重增长还会得到控制。淮山茯苓豆腐汤主要有健脾化湿的功效，可能你会觉得，健脾不是让脾的运化功能更好，吸收营养更充分，更容易肥胖吗？其实这个要看你吃下去的是什么东西。例如同样要吃饱，你吃白米饭+糖醋鱼+牛肉炒菜心，我吃杂粮饭+清蒸鲈鱼+盐水菜心，这热量和营养价值能一样吗？聪明的你，想想就能明白。而西瓜皮荷叶滚丝瓜汤就是肥人夏日挚爱了，喝了它不但消暑，还不那么容易出黏汗。海带苦瓜煲猪骨就适合一些口苦口臭的肥人，能降降火。

心细的朋友肯定还留意到有一个补气的汤——党参北芪鸡丝炖冬瓜。为什么还要补气呢？你有没有发现，你身边的胖子特别容易累，走几步都累得不行了，还特别爱睡觉，这就是因为另一个理论"肥人多虚"，这里的虚多是指气虚，所以如果你也特别容易困累的话，不妨煲一下这个汤吧。

针对肥胖且没有精神的人

方一：淮山茯苓豆腐汤

对症 肥胖，体虚，没精神。

功效 健脾化湿，消脂减肥。

贴士

购买玉米时挑选七八成熟的为好，太嫩水分太多，太老淀粉质少，口味欠佳。若玉米买多了，不用一个个保存，用保鲜袋装好放入冷冻室即可，食时无须解冻，可直接放水里煮。

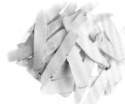

材料（5~6人量）：

淮山	30g
茯苓	30g
南豆腐	750g
干冬菇	20g
红萝卜	150g
玉米粒	150g

● 淮山

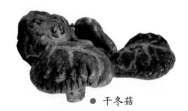

● 干冬菇

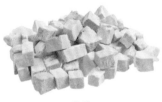

● 茯苓

烹调方法：

将冬菇水发后切成小块，红萝卜洗净切成方块，淮山、茯苓洗净。所有材料放入锅中，用武火煲沸，再改文火煲熟，调味即可。

98

方二：党参北芪鸡丝炖冬瓜

对症 卷怠嗜睡，四肢虚胖，大便时常软烂。

功效 健脾补气，轻身减肥。

禁忌

如果肥胖人群在食用了药膳的汤渣后就不宜再食用其他肉类，以免出现热量超标。

材料（1人量）：

鸡胸肉	75g
党参	5g
北芪	3g
冬瓜	200g

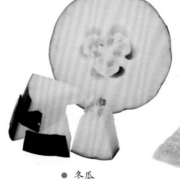

● 冬瓜

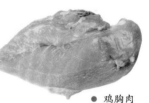

● 鸡胸肉

烹调方法：

先将鸡胸肉洗净，切成丝；冬瓜洗净切块；党参、北芪用清水洗净，最后将以上材料放入炖盅同炖1.5小时，调味食用。

贴士

党参混淆品中有一种叫银柴胡，是用于清虚热、除疳热的，与党参功效不同，不能互用。

②
针对湿热型肥胖——湿热型肥胖者
常常出汗黏腻，有口气

方一：西瓜皮荷叶滚丝瓜

禁忌

西瓜、荷叶均为寒凉之物，一次不能食用过多，对于本身脾胃虚寒、消化不良、大便溏稀的人应慎饮此汤。

对症 形体肥胖，怕热，出汗黏腻，有口气。

功效 清热解毒，除烦解暑，利尿降压。

材料（2人量）：

西瓜皮	200g
干荷叶	10g
丝瓜	200g

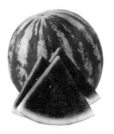

● 西瓜皮

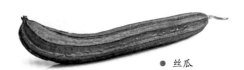

● 丝瓜

烹调方法：

先将西瓜皮、丝瓜（刮皮）洗净切块；荷叶洗净，稍浸泡。然后将西瓜皮、荷叶放入瓦煲内，加入适量清水，武火煮沸后，改用文火煲30分钟，再放入丝瓜，稍滚片刻至瓜熟，调入适量食盐及少许生油，即可食用。

贴士 丝瓜的瓜络晒干后，称为丝瓜络，是一味中药，其功效与丝瓜大体相同。用丝瓜络当沐浴球洗澡对皮肤美容有帮助。

方二：海带苦瓜煲猪骨

对症 湿热质肥胖，出汗黏腻，有口气。

功效 清热消暑，解毒。

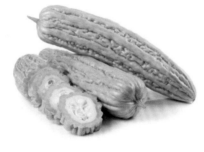

● 苦瓜

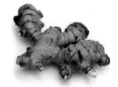

● 生姜

材料（2~3人量）：

海带（干）	30g
苦瓜	250g
猪骨	200g
生姜	3片

烹调方法：

先将海带用水浸发，稍清洗，苦瓜去瓤、去籽，切小块，猪骨先洗净，斩大块，飞水后与海带、苦瓜、生姜一同放入瓦煲内，放入适量清水，武火滚沸后改用文火煲约1小时，调味即可食用。

贴士 干海带所含的有价值矿物质集中在表面上，建议烹煮前用水轻轻清洗，不要过度用力揉搓，以免水流带走其中的营养。

曾经有皮肤科的医生说："如果我能有80%的把握治好青春痘，我就不怕找不到工作了。"可见"战痘"有多难。长痘痘的原因复杂，有皮肤方面的，有日常清洁方面的，有内分泌方面的，也有体质方面的。而治疗方法，中西医都各有很多不同招数，西医不是讨论内容，聊聊中医吧。

14

对症青春痘

中医说，有诸内而形诸外，是体内的阴阳失衡而表现在外表皮肤上，所以可以根据青春痘的特点判定体内的邪气所在，也可以通过身体的其他症状判定青春痘发生的原因。这很绕口，简单来说就是分两部分看。第一看痘。如果痘痘颜色很鲜红，代表体内有热邪，那吃点清热泻火的食物或许会好一点，如海带、冬瓜、苦瓜、绿豆等。如果痘痘看上去很油腻，那就是体内痰湿之邪较盛，化痰除湿是不错的选择，例如煮什么都放点陈皮健脾燥湿，用点冬瓜皮、赤小豆、玉米须利水渗湿，用点香料如草果芳香化湿。如果痘痘颜色很晦暗难消，有可能是夹杂血瘀的表现，可以稍加活血药物如丹参、田七。第二看身体。看看身体还有什么不适判断这痘痘是什么原因引起的。如平常容易手脚冰冷，那就有可能是因为底子是虚寒的，这时用平常的清热之法就不太合适了。

说了这么多或许你都被说晕了还不知道应该怎样做，这确实有点复杂。但有一点是很清晰的：健康的饮食、适量的运动及规律的作息能让你身体棒棒的，身体好还怕皮肤不好吗？

针对青春痘多，满脸通红且油光满面者

方一：海带薏米冬瓜汤

禁忌

冬瓜、绿豆、薏米三者均属于寒凉性食物，平素怕冷、脾胃虚寒、久病阳虚及易腹泻者慎食或食用时多放生姜调和其性味。

对症 青春痘发得快、痛，满脸通红，有油光。

功效 健脾祛湿，清热祛痘。

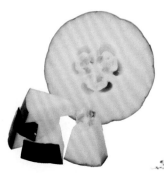

材料(1人量)：

鲜海带	50g
薏米	25g
冬瓜	500g

● 冬瓜

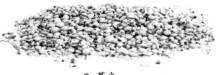

● 薏米

烹调方法：

海带漂洗刷干净，薏米洗净后用清水浸泡1小时备用；冬瓜切块。将三者一起放进瓦煲内，加入适量清水，武火滚沸后，改为文火煲约1小时，调入适量食盐即可食用。

贴士

选购海带时表面有白色粉末(甘露醇)状、叶宽厚、色浓绿或紫中微黄、无枯黄叶者质量较好。

方二：绿豆炖鸽肉

对症 青春痘常发，面色晦暗。

功效 清热解毒，利湿。

贴士

　　绿豆以色浓绿而富有光泽、粒大整齐、形圆、煮之易酥者品质最好。

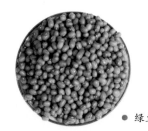
● 绿豆

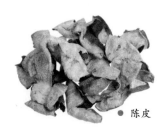
● 陈皮

材料（2人量）：

绿豆	20g
陈皮	1g
乳鸽	1只
瘦肉	25g

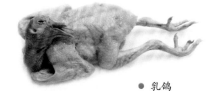
● 乳鸽

烹调方法：

乳鸽去毛、去内脏，洗净飞水切块；瘦肉洗净飞水切块；绿豆淘洗净。所有材料放入炖盅内，加清水适量，炖2小时，调味即可。

104

禁忌

活血之品，
不宜久服。

方三：桃花丹参炖鸡汤

对症 反复长青春痘，痘色瘀暗、质硬，痘印明显或形成瘢痕者。

功效 活血化瘀，通腑化痰。

贴士

平素容易
腹泻之人可减
少桃花瓣用量。

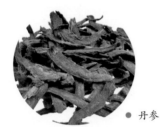

● 丹参

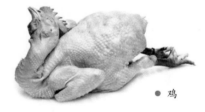

● 鸡

材料（2人量）：

丹参	10~15g
陈皮	1角
鸡	200g
桃花瓣	一小撮

烹调方法：

丹参、陈皮、鸡块洗净，放入炖盅同炖 1.5 小时，后将桃花瓣放入炖盅内再炖 15 分钟即可。

点评

血瘀痰凝是青春痘反复发作的一个重要病机，丹参、桃花均可活血，陈皮是健脾化痰的良品，对于这类型青春痘功效颇佳。且桃花具有通便之效，因"肺与大肠相表里"，而肺又主皮毛，所以大肠气机通畅，肺气必然调和，皮肤就自然好啦。

皮肤干燥怎么办？平常可以涂护肤霜，记得一定是霜或膏哦，这两种保湿效果会比较好。乳液比较适合夏天涂抹，比较清爽，但是保湿效果就没有那么好了。除了外涂这些护肤产品外，我们也可以煲个靓汤。

15

对症皮肤干燥

煲个靓汤，除了为当餐增添滋味，还能让皮肤水水润润。煲什么？可能你首先想到的是花胶，因为它是以胶原蛋白丰富而闻名，因此它卖得特别贵。确实有一些人吃了以后皮肤干燥问题有所改善，但性价比却并不高。因为胶原蛋白这种大分子蛋白吃了未必就能变成我们自身的胶原蛋白，而且我们的身体可以通过自身合成这种蛋白。这仅仅需要你均衡饮食，然后在这基础上需要进食多点含丰富维生素 C 的蔬菜和水果。

有时很多人会问，吃点猪脚汤或猪皮汤可不可以？其实中医就有一个很出名的方子叫猪肤汤，就是用猪皮做药，不过并不是治疗皮肤干燥的。如果你用猪脚或猪皮煲汤，还得小心脂肪和胆固醇的问题。喝多了有时候会得不偿失。除了这么贵的花胶和不靠谱的猪皮外，平民化一点的食材也是不错的。例如银耳，就是我们平常吃的雪耳，能滋阴润肺，又能润肠通便。你知道，肺主皮毛，肺与大肠相表里，所以润肺能让肌肤润泽，通便也能让皮肤变好。想让皮肤美美的还需要良好的作息和均衡的饮食。压榨自己的睡眠时间，或吸烟喝酒吃烧烤麻辣的，皮肤又怎么会好呢？

针对干燥瘙痒的类型，这类人表现为皮肤绷紧

方一：沙参玉竹麦冬雪耳炖瘦肉

禁忌

糖尿病人需要限量饮食，因此建议这类人群喝汤吃渣后就不要再食用其他荤类菜品了，这样就无须担心超量了。

对症 干燥瘙痒，皮肤紧绷。

功效 养阴清肺，益胃生津。

材料（1人量）：

沙参	3g
玉竹	3g
麦冬	3g
干雪耳	2g
枸杞	3g
瘦肉	100g

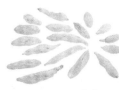

● 麦冬

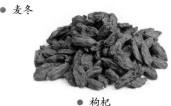

● 枸杞

● 干雪耳

烹调方法：

先将沙参、玉竹、麦冬洗净，雪耳用温水泡开，瘦肉飞水，最后将所有食材放入炖盅同炖 1~1.5 小时后，调味食用。

贴士

市面上有以竹叶麦冬作麦冬的伪品，大家购买时注意鉴别；麦冬两端略尖，表面颜色黄白色或者淡黄色，中柱黄色不明显；竹叶麦冬两端钝圆，表面黄白色，中柱黄色明显。

好的花胶，肚身中部较厚，而两边较薄，身呈V字形条纹，以质地结实、厚身、干淡、呈金黄色为佳，呈半透明状为上品，烹调后结实弹牙。选购花胶时可以放在灯光下照一照，若花胶呈半透明质量较好，最好选择较厚身的，表面没有瘀血，无花心，闻之无臭味的。买回来的花胶，晒一晒再吃会更香。

方二：江珧柱花胶煲海马

对症 皮肤干燥，有紧绷感，瘙痒。

功效 补肾壮阳，强身健体，美容润肤。

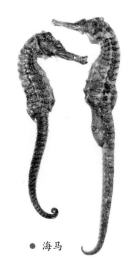

● 海马

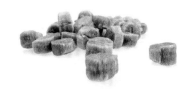

● 江珧柱

材料（1~2人量）：

江珧柱	20g
花胶（干）	10g
海马	3条
瘦肉	100g
生姜	2片

烹调方法：

先将江珧柱用温水浸泡、洗净，花胶洗净，浸泡发软后切块，海马单独用温水洗净，略泡（用刷子刷去黑色的外层）。瘦肉切大块，飞水。在汤煲中加入1500mL清水，将海马、江珧柱、瘦肉、生姜一同放入煲内，大火滚沸转小火煲1小时后，再放入花胶，转中火再煲20分钟即可调味饮用。

现代人手机、电脑不离，每天都长时间用眼，很容易出现眼睛干涩。很多人都喜欢泡点枸杞菊花茶，这个确实方便又好喝，喜欢甜的还可以加点冰糖，味道更好。只是有一些人，平常声音很细小，有气无力的，手脚又很容易冰冷，经常感冒生病，就不适宜经常泡菊花茶喝了。因为菊花具有清热之力，虽然不强，但是长久喝也是有伤人体阳气。所以即使好喝又方便有效，也不建议天天泡服。

16

对症眼干眼涩

其实除了菊花茶，还是有很多不错的选择。例如女贞子、枸杞子、菟丝子都是很好的养肝明目之品，也是经常一起搭配炖汤的，味道也不错，有一些人还会搭配一些熟地增强滋阴的效果。喝完这个汤通常第二天的大便都会非常通畅，如果平常大便比较容易溏泄的，可以不加熟地和少放点枸杞就好了。至于汤中搭配的肉类还是可以用一般的瘦肉、鸡肉或鹌鹑、鹧鸪等，但这里还要特别推荐猪肝。美丽的眼睛还是需要维生素A的支持，猪肝就有非常丰富的维生素A。

只是人们对猪肝有顾虑，其因胆固醇高且是一个解毒器官。猪肝确实是存在这样的问题，但是两个星期吃一次，每次吃一点点，大约一两的量，问题也是不大的。

想要有美丽的眼睛，除了煲汤以外，还非常推荐绿叶菜，因其富含大量的叶黄素、玉米黄素、维生素B_2和β胡萝卜素，这些都是缓解眼睛疲劳必不可少的。

当然，在注意让你的身体休息的同时，也要注意让你的眼睛休息，不要休息时间还顾着用手机上网、玩游戏，这样才能从根本上缓解眼睛疲劳干涩的问题。

针对肝肾亏虚，有腰膝酸软、
视物不清症状的中老年人

方一：三子明目汤

对症 视物不清的老年人。

功效 滋补肝肾，明目。

禁忌

鉴于猪肝含有丰富的胆固醇，因此冠心病、血脂异常的人不宜过多食用。

材料（3~4人量）：

枸杞子	20g
女贞子	10g
菟丝子	10g
菊花	5g
猪肝	100g
猪肉	100g

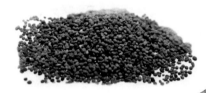

● 菟丝子

● 菊花

烹调方法：

将猪肝、猪肉切片飞水，然后与以上药食材一同放入炖盅中同炖1.5~2小时，最后调味食用。由于菟丝子是小颗粒种子，可将其捣碎后用汤料袋包煎。

贴士

枸杞有很多种，正品为"宁夏枸杞"，呈略扁的纺锤形，表面为鲜红色或暗红色，有明显的"皱纹"，而且在每一粒顶端都有个小"白点"，那是枸杞的果柄；果肉比较厚，所以看不见果实里面的种子。

方二：女贞子枸杞炖乌鸡

贴士

对症 肝肾阴虚所致头晕眼花、目暗不明、视物不清。适用于老年人。

功效 滋补肝肾，养血明目。

菟丝子质量好坏不但与产地有关，还与其寄生的植物有关。如寄生于大豆、牛膝、黄芩等，营养物质比较丰富，生长比较好。

材料（2人量）：

女贞子	5g
菟丝子	5g
枸杞	5g
红枣	4 枚
乌鸡	200g

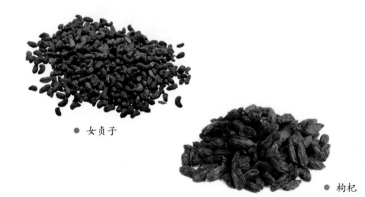

● 女贞子

● 枸杞

烹调方法：

将以上药材洗净备用，同时将乌鸡飞水，去掉血污，最后与药材一起放入炖盅同炖 1.5~2 小时，然后调味食用。

② 针对过度用眼的年轻人，包括夜猫族

方一：枸杞叶猪肝汤

对症 风热目赤、双目流泪、视力减退、夜盲。

功效 补虚益精，养肝明目。

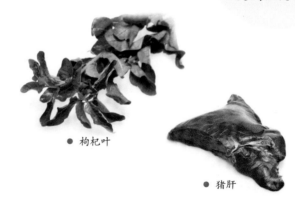

● 枸杞叶

● 猪肝

材料（2人量）：

枸杞叶	200g
瘦肉	50g
猪肝	50g
生姜片、食盐 适量	

烹调方法：

将枸杞叶清洗后备用，瘦肉、生姜、猪肝切片，猪肝切片后最好用清水漂洗10~20分钟，再将猪肝飞水以祛除血污和腥膻气味，然后与枸杞叶、瘦肉、生姜放入锅中同煮15分钟，最后调味食用。

贴士

不喜欢吃猪肝的人可以换成瘦肉，也有一定效果。

方二：桑叶枸杞滚猪肝汤

对症　用眼过多的年轻人。

功效　疏风清热，养肝明目。

材料（2人量）：

桑叶	10g
枸杞	5g
猪肝	100g
生姜	3片

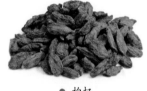

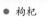

● 枸杞

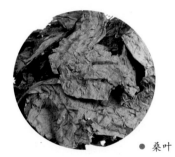

● 桑叶

烹调方法：

猪肝洗净浸泡后切片，可用少量料酒或醋去腥，桑叶、枸杞稍浸泡，处理好后先将桑叶、枸杞和生姜放进锅内，加入适量清水，武火煮沸后，改用文火煲约45分钟，再加入猪肝，煮滚至熟，调入适量食盐，即可食用。

贴士

猪肝是猪最大的毒物中转站和解毒器官，所以买回的鲜猪肝应放在自来水龙头下冲洗并放在水中浸泡30分钟再进行烹调。烹调猪肝的时间不能太短，至少应该在急火中炒5分钟以上，使肝完全变成灰褐色，看不到血丝才安全。

看到这篇名，你首先的疑问可能是：什么叫肝气郁结？不知道你有没有试过这种感觉，只是一点点小事就很容易让你发怒，或想东想西想一天，或让你觉得有一股气一直堵在胸口出不来，这些情况就是肝气郁结的表现，每个人都会不一样。肝气郁结，男女都可能会有，特别是现代人欲望很多，压力很大，发生的可能性会更大。压力的排遣有很多方法，看书、旅游、吃东西……每个人喜欢的方式都不一样。如果能配合煲个靓汤，往往能事半功倍。

17

对症肝气郁结

肝在中医属于肝木，就是说它像树木一样需要条达升发，才能气机调和，所以煲汤的用料很多都是舒达肝气为主的。其中有一个比较好吃又疏肝解郁的，这就是佛手了。佛手和佛手瓜不一样，佛手瓜是一种葫芦科的植物，既可当蔬菜，又可当水果。而佛手是芸香科植物，通常用于疏肝之用。想东想西想到头昏脑胀、茶饭不思了，就泡点佛手茶，喝点佛手瘦肉汤。有人把佛手制成果干，但要避免食用添加过多糖的佛手果干，天然晒制的会更好。

还有一种很容易和佛手混淆的，它就是香橼了。香橼也属于芸香科植物，也有疏肝解郁之功，只是它的清香之气和止痛之效没有佛手那么强，但化痰的力却比佛手强，所以人们很多时候都用它治疗咳嗽而不是用于疏肝。它用于疏肝也是不错的，和佛手搭配，味道又非常清香，而且因为有理气和中化痰的功效，所以特别适合因情绪问题吃不下饭，觉得胃部胀痛的人群，它们能让你重新感受到食物的可口。

如果是女性，也不妨泡点玫瑰花茶，清香宜人，光闻到香味就觉得心情舒畅不少，而且药力平和，很适合日常饮用。

方一： 佛手延胡香附猪肝汤

禁忌

对症 感觉气得胃痛，胁肋疼痛，胸口痛。

孕妇慎用。

功效 疏肝理气，行气止痛。

材料(1人量)：

佛手	2g
延胡索	3g
香附	2g
猪肝	25g
蜜枣	半枚
瘦肉	50g

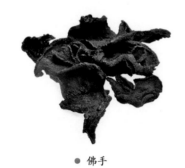

● 佛手

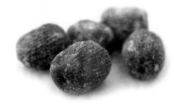

● 蜜枣

烹调方法：

将佛手、延胡索、香附洗净后装入布袋，入锅加适量清水、蜜枣，煮沸约20分钟，滤渣取汁；将猪肝洗净，浸泡，切成片，加姜、盐略腌片刻，锅中药汁煮沸后倒入猪肝、瘦肉，煮5分钟待猪肝熟后即可服用。

贴士

佛手有很高的药用价值，可直接切片泡水喝，也可切粒晒干含服。

方二：柴胡白芍炖瘦肉

对症 肋胁疼痛、胃脘部、腹部疼痛。

功效 疏肝理气，调经止痛。

柴胡疏肝解郁，但用量过大容易耗散肝气，用量不宜大。

材料（1人量）：

醋柴胡	2g
白芍	2g
香附	2g
陈皮	1角
瘦肉	100g
蜜枣	半枚

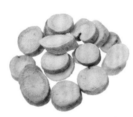

● 白芍

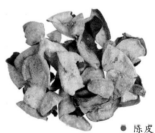
● 陈皮

烹调方法：

瘦肉洗净，切块飞水；各药材洗净。所有材料一起放入炖盅，加水适量，武火煮沸后用文火炖至瘦肉熟烂即可调味食用。

贴士

柴胡可醋炒也可以生用。疏肝解郁用醋炒的柴胡最好，平时我们感冒所用的小柴胡颗粒中的柴胡是生柴胡。

人很累，却还睡不着，睡着了还很多梦觉得自己没睡够。很多人都有这方面的问题。有人开玩笑说，生活、工作的压力好大啊，我的心好累啊，所以才会有睡眠的问题。其实这真的不是开玩笑，病因确实是"心累"。从中医的角度上来看，心主神明，心藏神，所以失眠很多时候就是心气不足藏不住神或心火太旺扰乱了神明。我们可以通过按摩让自己睡得更好，例如可以按摩手少阴心经上的神门穴收藏心神，也可以按摩脚底的涌泉穴引心火下行，当然还可以煲点靓汤。

18

对症失眠、多梦

养心安神的要药首推酸枣仁，常常和当归、首乌、龙眼肉一起搭配，以增强养心安神的作用。如果还经常不自觉地出汗或睡觉时出汗，它还可以帮你收敛汗液，通常可以和党参、北芪、五指毛桃这些补气药一起用，效果会更好。从上面这些描述可以看出，它特别适用于更年期妇女出现的心烦失眠、潮热盗汗等症状。每次煲汤用 10~20g 足矣，太多味道会太酸难以下咽。如果觉得煲汤很麻烦，可以尝试磨粉，睡前服 3~6g，能让你睡得更好。还有另外一种养心安神的好药——灵芝，也可以和酸枣仁、龙眼肉、当归搭配在一起。灵芝安神以外还补虚，所以特别适用于老年人的失眠。如果咳嗽痰多，经常气喘，也可以用灵芝搭配陈皮、党参，益气祛痰止咳。如果你觉得酸枣仁太酸，灵芝太贵，我们还可以选择家庭常用的，例如百合、莲子、芡实、龙眼肉，也都具有安神的功效。

针对身体虚弱、心悸失眠的人，有养心功效

方一：麦冬莲子百合枣仁炖猪心

对症 针对失眠烦恼。

功效 滋补肺肾，养心安神。

材料（2~3人量）：

麦冬	10g
莲子	20g
百合	20g
酸枣仁	3g
圆肉	5g
枸杞	3g
猪心	100g
瘦肉	100g
生姜	适量

● 麦冬

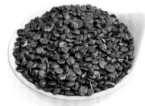

● 酸枣仁

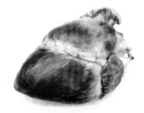
● 猪心

烹调方法：

将猪心切块、瘦肉切片，飞水，去除血污；然后与以上洗净的药材一起放入炖盅同炖1~1.5小时，最后调味食用。

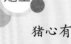

方二： 小麦百合炖猪心

贴士

　　猪心有股异味，可用少量面粉大力揉搓猪心祛味，放置1小时左右，再用清水洗净。

对症 失眠、烦躁等女性更年期症状。

功效 滋阴益气，养心安神。

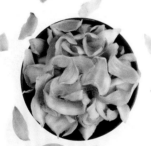

● 百合

材料(1人量)：

小麦	8g
百合	5g
猪心	80g
瘦肉	25g

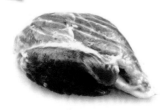

● 瘦肉

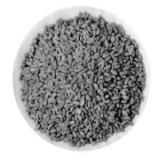

● 小麦

烹调方法：

小麦、百合洗净，稍浸泡；猪心、瘦肉洗净，切块，飞水后一起与生姜放进炖盅内，加入冷开水适量，加盖隔水炖2小时便可，进饮时调入适量的食盐。

119

方三：小麦西洋参石斛煲竹丝鸡

对症 心悸、心烦、失眠等更年期症状。

功效 养阴安神，健胃祛热。

材料（2~3人量）：

小麦	10g
西洋参	5g
石斛	10g
竹丝鸡	半只
瘦肉	50g
生姜	3片

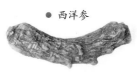

● 西洋参

● 石斛

烹调方法：

将上述药材稍浸泡，竹丝鸡去脏杂和尾部，切块，瘦肉洗净切块，一起与生姜放进瓦煲内，加入适量清水，武火煮沸后，改用文火煲约1.5小时，调入适量食盐，即可食用。

方四：太子参麦冬柏子仁炖猪心

贴士

不喜猪心者可用瘦肉代替制作本药膳。

对症 阴虚盗汗、心烦、失眠。

功效 补气养阴，养心安神。

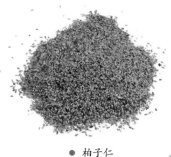
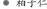
● 柏子仁

材料（2人量）：

太子参	15g
麦冬	10g
柏子仁	5g
猪心	1个
瘦肉	25g
蜜枣	半枚

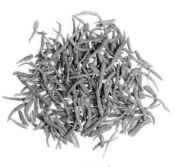
● 太子参

烹调方法：

猪心切开一小口，放于清水（或米水）中，将污血挤出，清洗脏物，用清水冲干净，将药材纳入猪心内；瘦肉洗净，切小块，与猪心同放入炖盅内，加适量水，武火煮沸后改文火炖2小时，加食盐调味，喝汤吃肉。

方五：灵芝百合莲子炖瘦肉

对症 心悸、心慌，不够力气，提不起劲。

功效 健脾益气，养心安神。

贴士

莲子心偏寒凉，如果无心火旺盛的表现，例如心烦不适、口舌生疮、小便色黄、大便干结、舌尖红等症状，则可将莲子心去掉再来炖汤，减少凉性。

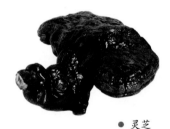

● 灵芝

材料（1人量）：

灵芝	5g
百合	5g
莲子	10g
猪肉	100g
生姜	少许

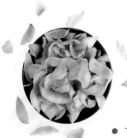

● 百合

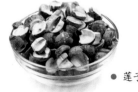

● 莲子

烹调方法：

先将猪肉用滚水稍煮一下，去掉血水，然后与清洗后的药材一起放入炖盅炖2小时左右即可调味食用。

122

方六：虫草花百合枣仁芡实煲水鸭

对症 心律失常、失眠多梦。

功效 健脾益气，养心安神，护肝养颜。

贴士

看虫草花是否为佳品，最简单的办法就是看其头部的子实体，这是其有效成分最集中的地方，子实体的数量、完整性、饱满程度等直接决定着虫草花的价格高低。

材料（3 人量）：

水鸭	半只
虫草花	20g
百合、芡实	各 30g
酸枣仁	10g
生姜	3 片
瘦肉	50g

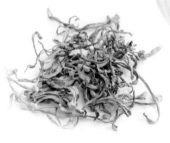

● 虫草花

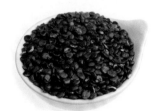

● 酸枣仁

烹调方法：

各药物稍浸泡、洗净；水鸭宰洗净，去内脏、尾部，切块。把水鸭、瘦肉与生姜放进瓦煲内，加入适量清水，武火滚沸后，再转为文火煲 1.5 小时左右即可，进饮时加少量食盐调味，即可食用。

方七：首乌藤煲乌鸡汤

对躁狂实火者的失眠、躁狂者不适合。

对症 对失眠多梦症有特效。

功效 滋心阴，宁心神。

材料（3~4 人量）：

首乌藤	50g
合欢皮	25g
酸枣仁	10g
干百合	20g
乌鸡	1只

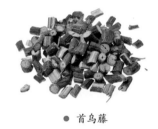

● 首乌藤

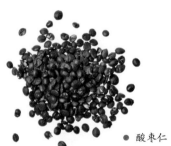

● 酸枣仁

烹调方法:

首乌藤、合欢皮洗净；酸枣仁洗净，捣碎，前三者纳入干净纱布袋内包好；干百合温水泡开；乌鸡洗净，斩大块；乌鸡先飞水去血水，后将所有材料放入瓦煲内，加适量水，武火先煮 15 分钟，后改文火煲 1 小时，加食盐调味即可。

贴士 首乌藤以粗壮均匀、外表紫褐色者为佳；酸枣仁以粒大饱满、外皮紫红色、无核壳者为佳。

这个命题有点虚，什么叫体质虚弱，如何才能知道自己体质虚弱？体质虚弱并不是只看体形，瘦小的虚弱，肥大的不虚，肯定不是这样的。还得看是否精神充足、肌肉结实、动作灵活、面色红润有光泽等等；还得问问平常有没有盗汗多汗等其他不适症状，会不会很容易生病；还得结合舌象、脉象，整体判断。整个命题是有点大了，所以我们还是举点实在的例子出来，给大家看看吧。

19
对症体质虚弱

感冒咳嗽大家都试过了，有没有试过咳了好几个月都不好的？或者家里有没有老人是一年咳嗽好几个月的？这种久咳久病通常是吃顺尔宁、阿斯美、酮替芬，但这些药物止不了咳嗽，单纯稀释痰液好像也没用。从中医角度上来看，久病必虚，更准确的说法是久病多虚，或多或少是有点虚的。我们在止咳化痰的同时，还需要补点肺气，或补点脾。外感咳嗽不宜补，因为怕"闭门留寇"，但久咳或许就不怕补了。如炖冬虫夏草，补肺气效果棒棒的，只是需要多炖几次；如果冬虫夏草太贵了，不妨用北芪、党参、蛤蚧，也是可以的。

再举一个例子，有人容易生病。办公室或学校里的人一感冒，她就必然中招；她容易手脚发冷，吃错一点东西都拉肚子，这些情况都属于体质虚弱。用现代人的话来说就是抵抗力比较差。想增强抵抗力除了要营养充足均衡、规律作息以外，还需要根据五脏的虚实进行调补。这个有点难，但是有一个是非常容易的，就是补脾健脾。因为"四季脾旺不受邪"，脾气充足了就不容易受到外邪的侵袭了。补脾健脾的药也大多味道不错，如党参、淮山（鲜淮山味道更好）、五指毛桃、莲子、芡实、薏米、白术等等，都是男女老少煲汤常用之物。

① 老少咸宜，强身健体

虫草花炖瘦肉

禁忌

对风寒风热导致外感的人不宜。

对症 脾虚，腹部饱胀感，肌肉不结实。老少皆宜。

功效 健脾益气。

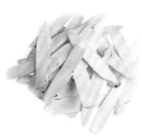

材料（1人量）：

虫草花	5g
淮山	10g
党参	10g
枸杞	3g
瘦肉	100g

● 淮山

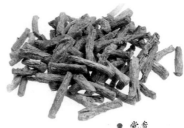

● 党参

烹调方法：

瘦肉洗净，切小粒状，放入炖盅内，后将上述药材一并纳入，加开水适量，加盖，隔水炖 1.5~2 小时，加盐调味食用。

贴士

虫草花用于补虚不是吃几次就能见效的，需要经常服用。

针对口干心烦、皮肤干燥的人

方一： 淮山枸杞花胶炖老鸽

禁忌

花胶比较滋腻，如果胃肠消化不好，感冒未愈，舌苔厚腻者不宜过多食用。

对症 阴虚所致的口干舌燥。

功效 养颜美容，补虚养身，花胶有滋润功效，想美容的女士可以常喝。

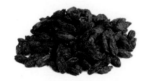

● 枸杞

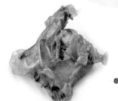

● 花胶

材料(2人量)：

淮山	10g
枸杞	5g
红枣	4 枚
花胶	10g
老鸽	150g
生姜	2 片
料酒	2 滴

烹调方法：

花胶提前泡发好，用清水浸泡待用；将淮杞枣、鸽子等药食材洗净放入炖盅中炖 1.5 小时后放入泡发好的花胶，然后继续炖 0.5~1 小时，最后调味并加入两滴料酒，即可食用，加入料酒的目的是为了减少花胶的腥味。

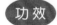

贴士

质地较厚的花胶烹调前要先泡发，先用清水把花胶浸泡几小时，并洗刷干净，加冷水烧开后自然冷却，然后再烧开，烧两三次，视花胶软透后取出使用。如果质地比较薄的花胶就不一定要先泡发了，可直接与药食材一起炖煮，有的薄花胶如果炖的时间太长会慢慢融化的。

方二：沙参麦冬炖甲鱼

对症 阴虚所致多汗，口渴，心烦不适，秋天干燥时可用。

功效 滋阴，益气，补虚。

● 沙参

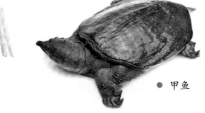

● 甲鱼

材料（4人量）：

沙参	10g
麦冬	10g
甲鱼	1只
牛姜	4片
黄酒	适量
瘦肉	50g

烹调方法：

将宰杀后的甲鱼用开水烫后刮去背及裙边黑膜、脚上白衣，剁去爪、尾，开腹除内脏，洗净，放入清水中武火煮沸，再用文火煮半小时。然后取出去除黄油，剔除背壳、腹甲及四肢粗骨，切成2厘米小方块，置入炖盅内，再将沙参、麦冬、瘦肉、生姜等食材一同放入炖盅炖至甲鱼肉烂熟为止，最后放少许黄酒和食盐，吃肉喝汤。

贴士

甲鱼最好现吃现宰，新鲜甲鱼的腹甲由一块块软组织连接而成，是乳白色的。市场上的甲鱼多是饲养的，肉质较嫩，炖煮时间不宜太长，30~40分钟就可以了。

方三：西洋参麦冬炖鲜鸡

贴士

对症 容易疲劳，熬夜上火、喉咙痛、应酬多的男性可多喝。

功效 益气清热。

西洋参还可用于冲泡代茶饮，或用西洋参煮粥，这些都是十分简单易行的食疗方。

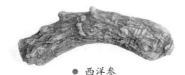
● 西洋参

材料（1人量）：

西洋参	3g
麦冬	10g
鲜鸡肉	100g

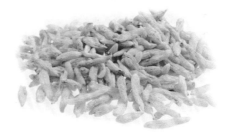
● 麦冬

烹调方法：

西洋参、麦冬稍浸泡，鲜鸡肉洗净，切块。将所有药、食材一起放进炖盅内，加入适量冷开水（约1碗量），加盖隔水炖2小时便可食用，食用时方调入适量食盐。

③

针对久病大病、神疲乏力、声短懒言者

方一：北芪党参大枣炖生鱼

对症 气虚多汗、面色苍白、神疲乏力、气短懒言的人适用。

功效 益气，健脾，补血。

贴士

黄芪是中药名，北芪属于处方名。西黄芪和北黄芪都属于正品黄芪，品质都比较优良，实际药效不会有太大区别。

材料（1人量）：

北芪	5g
党参	8g
大枣	1枚
淮山	10g
白术	3g
生鱼	100g
瘦肉	25g
生姜	3片

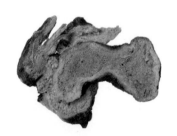

● 白术

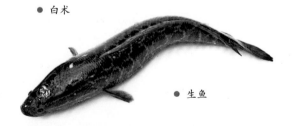

● 生鱼

烹调方法：

生鱼洗净，切小块；药物分别洗净。将全部用料同放炖盅内，加适量清水，炖盅加盖，用文火隔水炖2小时，调味即可。

方二： 党参淮山炖鹌鹑

对症 体质虚弱、病后体虚、气血不足。

功效 益气养血，补益强身。

材料（1人量）：

党参	10g
淮山	10g
枸杞	2g
红枣	2枚
鹌鹑	1只
瘦肉	50g

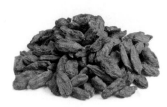

● 枸杞

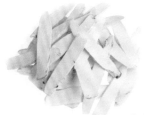

● 淮山

● 红枣

烹调方法：

将鹌鹑宰杀，去毛及内脏后洗净切件，瘦肉洗净切件飞水。党参、淮山、枸杞、红枣洗净。将全部材料放入炖盅内，加入适量清水，先用武火煮沸，改用文火炖至肉烂调味即成。

方三：北芪圆枣炖鸡

贴士

北芪比较燥，吃了会有点上火，可以换成南芪。

对症 病后体虚，久病气血两虚，心悸、失眠。

功效 补气养血，升阳固表，宁心安神。

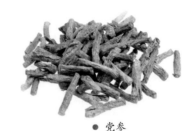

● 党参

材料（1人量）：

北芪	5g
党参	8g
圆肉	2g
红枣	2 枚
鸡肉	100g
瘦肉	25g

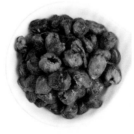

● 圆肉

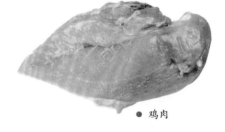

● 鸡肉

烹调方法：

鸡肉、瘦肉切大块，飞水；各药材洗净。所有材料放入炖盅，加水适量，武火煮滚转文火炖 2 个小时，如果是电子炖盅的话可将时间定为 2 小时。调味食用。

132

方四：党参淮山白术炖乌鸡

贴士

对症 久病、大病后见气短、乏力者。

功效 益气，健脾。

白术以个大、质坚实、断面黄白色、香气浓者为佳。

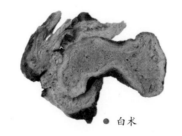
● 白术

● 淮山

材料（1人量）：

党参	10g
淮山	10g
白术	3g
乌鸡	100g
瘦肉	25g

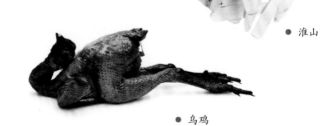
● 乌鸡

烹调方法：

各药材洗净，乌鸡、瘦肉切块，飞水，然后将材料一起放入炖盅，加清水适量，加盖炖约2小时，加盐调味即可。

这里讲的头痛头晕不是疾病引起的头痛头晕，如果是疾病引起的，一定要去医院治疗。很多人经常会头痛头晕，但身体检查又没发现什么异常，尤其是一些女人，因为女人对头痛头晕会更敏感一点，有时经前经后也会出现这种症状。这种人可能只是在天气不好的时候在外面走了一圈，比如正刮风，自己又没有戴帽子，回来之后就感觉头痛头晕了。这种人应该怎么办呢？实在难受可以吃芬必得，也可以煲个靓汤来解决。

20

对症头痛头晕

天麻川芎炖大鱼头对于容易头痛头晕的人是一道家常汤。天麻是我国有文献记载的名贵中药材，现代药理学研究证明，天麻有改善记忆力、抗衰老、增强免疫、抗肿瘤、抗眩晕症、抗老年期痴呆等作用。天麻通过对人的大脑神经系统进行保护和调节，帮助减轻脑疲劳和避免健忘，用脑过度、学习紧张、生活压力大、电脑综合征等人群服用都有良好的保健作用。而且从中医的角度上来看，吹风后引起的头痛头晕常是风邪引起的，天麻就是一种祛风

邪很好的药材。川芎也有祛风止痛、理气活血之效，和天麻搭配可谓是天作之合。通常天麻川芎炖大鱼头就非常不错，但是如果还伴有鼻塞，加点白芷就非常适合，既增强了祛风的效果，又能通鼻窍。

这个汤味道相对比较大，有些人会不太喜欢，但治疗这种头痛、头晕效果确实不错，还是非常值得一试的。如果在烹调的过程中加入白酒久煮，更能增强行气止痛之效。

素有脾胃虚弱、大便溏泄及肝肾阴虚者慎用。

方二：土茯苓薏米煲草龟

对症 湿热、湿疹。

功效 清热解毒，除湿通痹，利关节。

材料（3~4人量）：

新鲜土茯苓	200g
薏米	50g
绿豆	50g
淮山	50g
草龟	1只
瘦肉	500g
生姜	3~5片

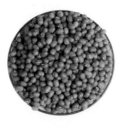

● 绿豆

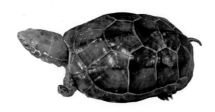

● 草龟

烹调方法：

土茯苓刮皮、洗净，切成片状；薏米、绿豆清水洗净、去沙，加水浸泡半小时；淮山洗净、泡软；瘦肉洗净，切成小块；草龟杀后斩件，清洗后飞水去血水，将全部材料放入瓦煲，加水适量，用武火滚沸后，改文火煲1小时后，加入食盐调味食用。

贴士 土茯苓以块大、干燥、粉性大、筋脉少、断面呈淡棕色者为佳。

贴士

方三：节瓜扁豆田鸡汤

对症 暑湿所致精力不足。

功效 清热消暑，健脾除湿，醒胃消滞，特别适合夏季食用。

炒过的扁豆更能健脾化湿，作用于脾胃虚弱、消化不良、久泻便溏。

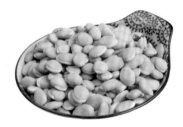

● 扁豆

材料（3~4人量）：

节瓜	500g
炒扁豆	100g
田鸡	4只
陈皮	1角
生姜	2片

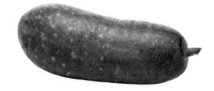

● 节瓜

烹调方法：

节瓜洗净切片；炒扁豆、陈皮洗净浸泡；田鸡宰杀洗净，去皮切块。先把节瓜、炒扁豆、陈皮、生姜放进瓦煲内，加入清水2000mL（约8碗水量），武火煲沸后改文火煲约1小时，加入田鸡，改为武火煲沸后，转文火煲约20分钟，调入适量食盐和香油便可。

方四：凉瓜蚝豉炖排骨

贴士

对症 暑热所致口舌生疮。

功效 清热祛火，解毒明目，止渴消暑。

选购蚝豉可用手捏，感觉干和饱满意味着蚝肉新鲜、肉质丰富。闻起来有蚝香味，金黄色的蚝豉才是上品。

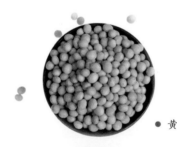

● 黄豆

材料(2人量)：

凉瓜	100g
黄豆	10g
茯苓	10g
蚝豉	5枚
排骨	125g

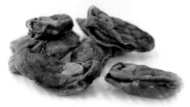

● 蚝豉

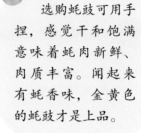

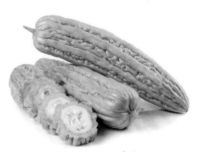

● 凉瓜

烹调方法：

凉瓜剖开去囊籽，切厚件；黄豆、蚝豉用温热水浸泡洗净（黄豆多浸泡一会）；排骨洗净斩件。将全部材料放入炖盅加水适量,加盖,武火烧开后改文火煲2小时,放盐调味。

方五： 荷叶冬瓜炖水鸭

对症 暑热所致面垢油光，痤疮粉刺，身重困倦，心烦懈怠。消暑为主。

功效 健脾祛湿，清热解暑。

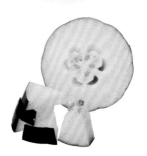

● 冬瓜

材料（1人量）：

冬瓜	150g
荷叶	1角
鸭	100g
薏米	10g
芡实	10g
陈皮	少许

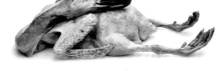

● 鸭

烹调方法：

鸭肉切块，放入滚水中烫煮片刻，去掉污物；冬瓜去瓤，切片；最后将鸭肉、冬瓜片、薏米、芡实、荷叶、陈皮放于炖盅炖1~2小时，加盐调味即可。有些人觉得鸭有种臊味，如果加少许陈皮就可避开此味。

贴士

市面上有的水鸭是注水的，选购时要注意识别：注水的鸭肉特别有弹性，如果拍打的话，会有"噗噗"的声音；如果发现翅膀上边有红针点或乌黑色，那就可能已经注了水；没有注过水的鸭摸起来比较平滑，注过水的鸭摸起来高低不平，像长有肿块；在鸭的皮层用手指一捏，明显地感到有打滑的现象，一定是注过水的鸭。

方六： 大青叶鲜藕炖瘦肉

禁忌

由于此汤含有中药材，比较寒凉，因此不宜长期饮用，可在短期防治时饮用，同时脾胃虚寒者忌服。

对症 暑热过甚时服用。

功效 清热，凉血。

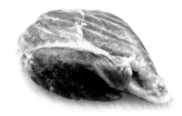

● 瘦肉

材料(1人量)：

大青叶	3g
柴胡	3g
藕	200g
蜜枣	半枚
瘦肉	100g

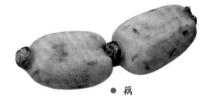

● 藕

烹调方法：

将莲藕清洗切块，与瘦肉放入炖盅中同炖 1.5 小时，然后将大青叶、柴胡、蜜枣洗净放入炖盅与莲藕瘦肉同炖半小时，调味食用。

贴士

大青叶以叶大、无柄、色暗灰绿者为佳。食用莲藕要挑选外皮呈黄褐色、肉肥厚而白的，如果发黑、有异味，则不宜食用。

方七：白茅根竹蔗煲猪骨

对症 汗多，口干口渴，心胸烦热，夏天出汗多，怎么喝水都不解渴。

功效 凉血止血，清热利尿，生津止渴。

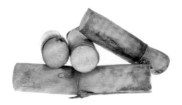

● 竹蔗

材料(1人量)：

白茅根　　30g

竹蔗　　　100g

猪骨　　　100g

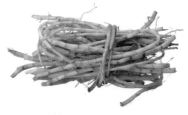

● 白茅根

烹调方法：

将药材、食材洗净后放入炖盅炖2小时左右，然后放入少量食盐调味即可。

贴士

部分地区将白茅根与植物白草混用，白茅根质轻而柔韧，断面皮部有多道裂隙，有如车轮状，容易与中柱剥离，中心有一小孔；白草质硬而脆，断面皮部无裂隙，中央部多有白色髓心，很少有中空，在购买时要注意鉴别。

针对暑热后出汗过多，导致自身感觉非常疲倦的人

党参北芪鸡丝冬瓜汤

对症 夏季耗气过多所致体倦无力、嗜睡易疲。

功效 补而不燥，利尿清热，生津解毒。

贴士

糖尿病患者也可以食用，不过建议其喝汤吃渣后就不要再食用其他菜肴了。吃冬瓜时最好不要削皮，因为冬瓜皮不但含有一定的营养，而且具有比较好的保健药用价值，带皮一起煲汤消暑的效果更好。

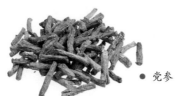

● 党参

材料（1人量）：

鸡胸肉	100g
党参	5g
北芪	5g
冬瓜	250g

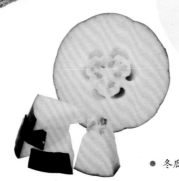

● 冬瓜

烹调方法：

先将鸡胸肉洗净，切成小丝，冬瓜洗净切片（可保留瓜皮），党参、北芪洗净备用，先将鸡丝、党参、北芪放入炖盅加水文火炖1小时，再放入冬瓜同炖至熟，最后调味食用。

有些女人特别怕冷，不只是在冬天，夏天在空调底下，也是很怕冷的，即使不开空调用风扇，只要风扇稍微开大一点都受不了。这类女性长期手脚都是冰凉的，睡觉时被窝捂不热，别人穿一件衣服她得穿两件，经期、孕期和产期等特殊生理时期更易出现此症状。不要以为自己一直是这样就置之不理，女人要关爱自己，如果不妥善调理，长期下去还会引起失眠多梦、面黄、便溏、乏力和经量少等问题。

22

对症畏冷、手足不温

怕冷的人在饮食上应吃些性质温热的食物，如狗肉、羊肉、淡菜、韭菜、核桃仁、薤白、生姜、山茱肉、菟丝子、海马、肉苁蓉、杜仲等，这里的中药材都是温性和热性的，在寒冷的冬天尤其可以多煲几次。即使在炎热的盛夏，这类人也要少吃冰淇淋和一些寒凉的水果。在体温较低的早晨，可以喝一杯热饮，如热茶、热咖啡、热牛奶都行。

还可以从生活习惯入手来改善自己畏冷的状态，如增加运动量，适度的运动能促进血液循环，上下班时若能步行就尽量步行。在空调房里要做足措施，不要穿得太少，裙子、吊带背心就不要穿了，可以为自己准备一件薄外套、一条小披肩什么的，需要的时候可以保护背部或者腹部，也不要让空调的风吹着自己的腹部或者肩膀。睡觉之前用热水泡一泡脚。如果有可能，也可以用艾灸和按摩等方式进行调理。

①

针对夏天怕吹空调，冬天被子难暖的人

方一： 人参灵芝乌鸡汤

 对症 阳虚所致手足不温，精神不振，睡眠不好，怎么睡都不够。

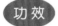 **功效** 温中补阳，安神益智，增强抵抗力。

禁忌

有以下情况之一者应慎用人参：肾功能衰竭伴有尿少或准备换肾者、高血压未受控制者、精神病、严重失眠者、伤风感冒急性期、流鼻血、化脓性炎症者、阴虚火旺者。

材料（3人量）：

人参	10g
灵芝	20g
红枣	6枚
生姜	3片
乌鸡	半只

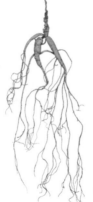

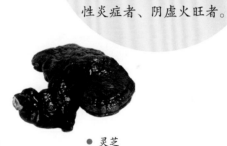

● 人参　　● 灵芝

烹调方法：

将人参、灵芝用水稍浸洗，红枣去核；光乌鸡洗净，去内脏、尾部。然后一起放进瓦煲内，加入适量清水，武火煲沸后，改为文火煲约1.5小时，调入适量食盐即可食用。

贴士

　暂时不吃的人参不能放在冰箱保存，因为参体从冰箱取出后会吸附空气中的水分，会发软，极易生虫、发霉；可以用食品塑料袋或纸袋装好，放入装有炒黄的大米的罐内。

方二：巴戟天肉苁蓉羊肉汤

对症　怕冷、喜热饮热食，四肢不温，腰膝酸软无力。

功效　补肾助阳，温阳散寒。

材料（3~4 人量）：

巴戟天	15g
肉苁蓉	15g
菟丝子	9g
羊小腿（带骨）	500g
蜜枣、生姜	各适量

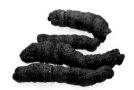

● 巴戟天

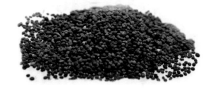
● 菟丝子

烹调方法：

药材洗净，菟丝子装入小布袋内，生姜切片；羊肉洗净、切块，与生姜一起放入烧开的清水里，武火煮 15 分钟，去血泡后，将药材放入煲内，加适量水，改文火煲 1.5 小时，加食盐调味即可。

贴士

　　假羊肉是用鸭肉或猪肉掺了羊油压在一起制作而成的，虽然带有羊肉的臊味，但质感、口感、作用都比真正羊肉相差很多。选择羊肉的时候，要注意看颜色、纹理及肥瘦，如果下锅后颜色变黑伴有大量浮沫；纹理粗糙、切片后瘦肉多；肥瘦肉各占一边、互相分离，用手一捏就分开，煮熟后更是碎成一片片的，就是假羊肉。

方三：肉苁蓉核桃煲羊肉

贴士

对症 肢冷不温、腰膝酸软、冬天夜尿多。

功效 温中暖肾，补益精血。

核桃仁表面的褐色薄皮不要剥掉，避免损失一部分营养。羊肉也可以换成黄牛肉。

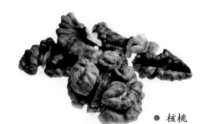

● 核桃

材料（3~4人量）：

肉苁蓉	50g
核桃	50g
羊肉	250g
羊筒骨	250g
生姜	5片

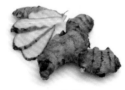

● 生姜

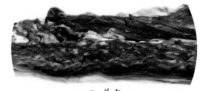

● 羊肉

烹调方法：

羊筒骨洗净，加清水先煲，后将羊肉洗净切成块状，去血水，与药材、生姜同放入锅内，用武火煲至沸腾后，改用文火继续煲约 1.5 小时，加入食盐调味即成。可以喝汤吃羊肉、羊骨，羊肉捞起后可切成片状，蘸姜葱酱油，佐饭吃。

方四：鹿茸人参炖鸡

贴士

对症 手脚特别冰凉的人。

功效 温阳补气，益肾。

鹿茸以东北产的为佳。服用鹿茸不宜骤然大量使用，要从小量开始，视机体耐受程度缓慢增加。

材料（1人量）：

鹿茸	3g
人参	3g
淮山	10g
枸杞	3g
鸡肉	100g

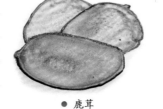

● 人参

● 鹿茸

● 鸡肉

烹调方法：

将鸡肉去皮洗净、斩小块，放入炖盅内，纳入鹿茸、人参、淮山、枸杞等药材，隔水文火炖 2 小时左右，加入适量食盐趁热饮用。

方五：当归党参熟地羊肉汤

对症 阴阳两虚所致手脚冰凉，有气无力，脸色萎黄，指甲干、白、无光泽。

功效 温中补血。

贴士

一般而言，当归以主根粗长、皮细、油润，外皮呈棕黄色，断面呈黄色，粉性足、香气浓郁的为质优；而主根短小，支根多，皮粗，味苦，断面呈红棕色的为质次。

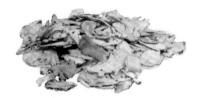

● 当归

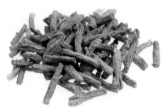

● 党参

材料（2~3人量）：

当归	15g
党参	20g
熟地	15g
生姜	20g
羊肉	300g

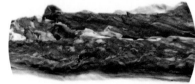

● 羊肉

烹调方法：

将当归、熟地、党参用水稍浸洗；生姜切片；羊肉切块，清洗，置沸水中稍滚片刻（即"飞水"）。将所有食材、药材与生姜一起放进瓦煲内，加入适量清水，武火煲沸后，改为文火煲1.5小时，调入适量食盐即可食用。

腰膝酸软、无力在老人身上发生得比较多，长期劳累的人也容易出现这种亚健康状态。这些老人家的感觉不是痛也不是麻，就是觉得有种无力感，腿脚都不够力。随着年龄的增长，腰膝酸软、无力的感觉会越来越明显。虽然这是人老的"副产品"，但为了健康，我们还是应该尽力提高自己的生活质量，让自己过得更舒适一点。

23

对症腰膝酸软无力

腰膝酸软、无力的人不要长时间劳累或保持同一种姿势，生活上要注意劳逸结合。可以选择一些适当的体操或慢跑等不剧烈的运动方式增强体质，运动量不能太大，运动强度和时间要根据自己的身体状况适当调节。八段锦或太极就是老年人锻炼非常不错的运动。

腰膝酸软中医认为是肝肾亏损的一种症状，多是经络不通和肝肾双亏引起的。一些滋补肝肾的汤水有增强体质的效果，平时可以常煲来喝一喝。牛膝有活血祛瘀、补肝肾、强筋骨的功效，煲鸡肉、瘦肉等都行，女性经血不调引起的腰膝酸痛

也可以服用。巴戟天、肉苁蓉也是这类人群常用的药材。肉苁蓉素有"沙漠人参"之称，药用价值极高，是一味传统的名贵中药材。肉苁蓉补肾而不伤阴，补力和缓，老年人和虚弱的人用之尤为适宜，对腰膝酸软、筋骨无力效果很好。每人每次可以用 10~15g 丁的肉苁蓉煲汤，煲羊肉、牛肉等肉类都行。

有些中老年人出现腰膝酸软、无力，可能是一些全身性疾病引起的，如果自己感觉症状持续存在，就必须去医院做全面检查，如果是疾病引起的，只有治好了病，腰膝酸软的症状才会好转。

针对经常感觉腰膝酸软无力的人

方一： 巴戟天牛膝炖瘦肉

对症 腰膝酸软无力。

功效 补肾强筋，祛风湿，通经止痛。

> 巴戟天的选购以条大肥壮，呈链球状，肉厚色紫者为佳。

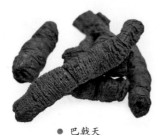

● 巴戟天

材料(1人量)：

巴戟天	5g
牛膝	3g
蜜枣	半枚
瘦肉	100g

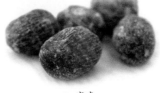

● 蜜枣

烹调方法：

巴戟天、牛膝洗净，瘦肉洗净切大块，飞水去血水。将所有材料放入炖盅，加入适量水，隔水炖 2 小时即可。

方二：杜仲黄芪炖瘦肉

贴士

对症 腰膝酸软，无力感特别重。

功效 补气，益肝肾，强筋骨。

圆肉即龙眼，鲜龙眼肉多食易生湿热及引起口干，入药治病多用干龙眼，又名龙眼肉。

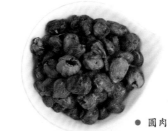

● 圆肉

材料（1人量）：

杜仲	5g
黄芪	3g
圆肉	2g
瘦肉	100g

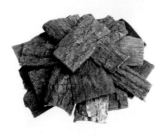

● 杜仲

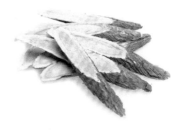

● 黄芪

烹调方法：

用少许淡盐水洒入杜仲，置锅用文火稍炒至微黄；黄芪洗净；瘦肉洗净切方块状。
材料一起放入炖盅，加冷开水适量，加盖隔水炖约 2 小时，食用时方下盐。

154

方三：肉苁蓉炖羊肉

对症 腰膝酸软，特别是老人有气无力，大便拉不出。

功效 温阳补肾，强筋骨，润肠通便。

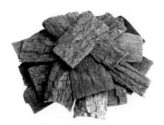

● 杜仲

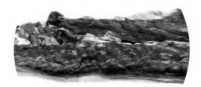

● 蜜枣

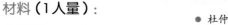

● 羊肉

材料（1人量）：

肉苁蓉	3g
杜仲	3g
羊肉	100g
蜜枣	半枚

烹调方法：

将肉苁蓉拣杂，洗净，切成片；杜仲洗净，加适量水浸泡20分钟后煎成汤汁备用；羊肉洗净切块，飞水去血水。将肉苁蓉、羊肉、蜜枣放入炖盅，加杜仲汁和清水适量，武火煮沸，改用文火炖2小时，调味即成。

方四：千斤拔杜仲煲猪尾

对症 腰背痛。

功效 益肾，壮骨，养血。

经盐炮制的杜仲，加强了补肾阳的能力，对肾阳虚患者更加适宜。

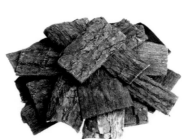

● 杜仲

材料（2~3 人量）：

猪尾	1 条
千斤拔	20g
杜仲	15g
生姜	2 片

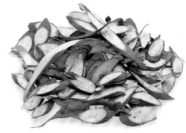

● 千斤拔

烹调方法：

先把杜仲置微火的锅上，撒上少许盐水，炒片刻取起；猪尾去毛、洗净；千斤拔洗净，略浸泡，然后与生姜一起放进瓦煲内，加适量清水，先用武火煲沸后，改用文火煲 1.5 小时，调入适量食盐便可。

方五： 杜仲桑寄生炖猪腰

杜仲质硬脆易折断，折断面有细密、银白色、富弹性的橡胶丝相连。气微，味稍苦，嚼之有胶质残余物。

对症 腰膝酸软，夜尿多。

功效 补肾强筋，强筋骨，安胎，祛风湿。

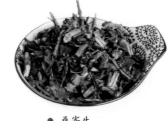

● 桑寄生

材料（1人量）：

杜仲	15g
桑寄生	5g
蜜枣	半枚
猪腰	1个
瘦肉	25g

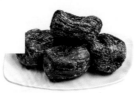

● 蜜枣

烹调方法：

将杜仲、桑寄生稍加清洗、浸泡备用；猪腰洗净，切开，将里面的白筋及暗红色部分切除，切成1~2cm宽的小块，用细盐反复搓洗数次后用清水洗净；瘦肉洗净切块，与猪腰、药材、蜜枣同放入炖盅内，加适量水，武火先炖15分钟，后文火炖1.5小时，加盐调味即可。

方六：鹿筋鸡脚汤

贴士

对症 腰膝酸软、腿脚无力。

功效 补肝益肾，强筋壮骨。

鹿筋要先用冷水洗净捞起，盛入瓦钵内，加入沸水浸泡至水冷后，再换沸水。反复换沸水多次，约2天后待鹿筋涨发才能使用。

材料(1人量)：

川断	1g
枸杞	2g
山萸肉	0.5g
鹿筋	10g
鸡脚	3只
瘦肉	25g

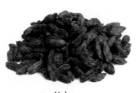

● 枸杞

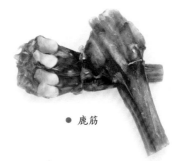

● 鹿筋

烹调方法：

鹿筋提前两天涨发好，用时修净，切成手指条，下锅煨透后取出，放入炖盅内。鸡脚用水烫透，脱去黄皮衣，斩去爪尖，飞水，捞出洗净放炖盅内，再放入瘦肉、川断、枸杞、山萸肉，加水炖至鹿筋熟烂，调味食用。

很多人管风湿病叫老寒腿，老年人常被这种病困扰。患了这种病的人，关节成了"天气晴雨表"，一到刮风下雨的天气，就开始疼了。尤其是冬季，会觉得特别难挨。那种疼痛是一种钻心的痛，而且这是慢性病，病程漫长，就像被判了无期徒刑，久治难愈，容易复发，患者苦不堪言，很多人将它称为"不死的癌症"。患这种病的人还特别多，有资料研究显示，我国每六个人中就有一个人有风湿病。

24

对症风湿、关节不利

为了治疗风湿病，患者可能到处求医问药，不少人是药吃了，针打了，能用的法子都试了，效果都不明显。目前还没有什么特效药能在短时间内治愈风湿，治疗一般都是减轻或缓解发作时的症状，预防发作，减少风湿多次发作积累造成的严重伤害，降低关节受损的程度。风湿病人在积极治疗的同时，要更多地关注日常的生活调养。首先是要注意关节的保暖，特别是在寒冷的冬季。要防止受寒、淋雨、受潮，

衣物汗湿后要及时换洗。对病变的关节部位，如果没有红肿、疼痛，可以每天用热毛巾或热水袋进行热敷，一天1～2次，每次20分钟，温度保持在60℃左右。

伸筋草有舒筋活络的作用，能祛风散寒、除湿消肿、舒筋活络，缓解关节酸痛、肌肤麻木、活动不利等症状，风湿病人可常用来与鸡、猪脚、排骨一起煲汤喝。杜仲有强健筋骨的作用，对于风湿病患者，也是一味很好的用来煲汤的药材。

针对关节症状如"天气预报"般的人

方一：木瓜伸筋草猪蹄汤

贴士

对症 关节痛。

功效 通络止痛，祛风湿。

先将猪蹄洗净，再用开水煮至皮发胀时用猪毛钳去毛，省时又省力。

材料（3 人量）：

猪蹄	150g
宣木瓜（中药材的宣木瓜）	10g
伸筋草	10g
生姜	3 片
瘦肉	100g

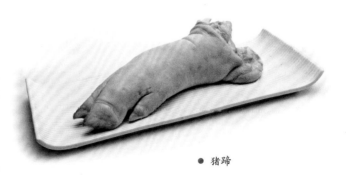

● 猪蹄

烹调方法：

各物洗净，中药用煲汤袋装好；猪蹄去毛、切块，与生姜一起放入瓦煲，加适量清水，武火煲沸后改文火煲 1.5 小时，调味后即可食用。

方二：桑寄生杜仲炖乌鸡

对症　关节痛，腰膝酸软。

功效　补益肝肾，强筋骨。

材料（1人量）：

桑寄生	5g
杜仲	5g
干品淮山	10g
白术	3g
乌鸡	100g
瘦肉	25g

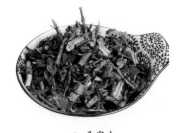

● 桑寄生

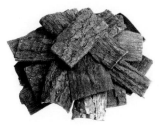

● 杜仲

烹调方法：

乌鸡斩杀清洗后，去皮及脂肪，洗净，斩件，飞水去血水；瘦肉洗净，切小块，与稍加浸泡的药材、乌鸡同放入炖盅内，加适量水，文火炖1.5小时，加食盐调味即可。

贴士　桑寄生与槲寄生名字相似，二者功效亦相似，在古代历史上存在混用；到了近代，已将两者区分，购买时请注意。

方三：牛大力土茯苓瘦肉汤

对症 腰痛腰酸、腰腿活动不利、关节疼痛。

功效 强筋通络，利水渗湿，补益肺肾。

贴士

　　牛大力是壮族民间常用的一种药食两用药材，也是两广地区尤其是客家人喜好常用的煲汤材料之一。它在补腰肾、强筋骨方面的功效显著，被用于一种壮腰强骨的中成药中。

材料（3~4人量）：

牛大力	50g
（鲜品 200~250g）	
新鲜土茯苓	250g
薏米	20g
扁豆	20g
瘦肉	250g
蜜枣	2枚

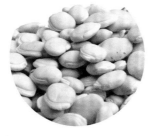

● 扁豆

● 薏米

烹调方法：

新鲜牛大力洗净后切片（干品洗净备用）；新鲜土茯苓洗净后，斩成细片；薏米、扁豆清洗后浸泡。瘦肉洗净切块状，飞水后，与药材、蜜枣同放入瓦煲内，加适量水，武火煲20分钟后，改文火煲约45分钟，调入食盐即可。

这是我们日常生活中常会遇到的问题。爬楼梯时不小心扭伤了脚，运动过程跌倒了或膝碰撞受伤了，在路上走着走着，一不留神也会撞伤手脚……这些事几乎随时随地都有可能发生。这种损伤多由跌伤、摔伤、打击伤、碰撞伤所致，所以叫跌打损伤，损伤一般有骨折、脱位、筋伤、内伤等。损伤发生后，我们先要排除是否有骨折或内伤，如果只是轻微的损伤，多数可以自行处理。

25

对症跌打损伤

如果你是在运动过程中受伤了，要马上停止运动，其他的跌打损伤也是如此。因为刚受伤后很多病人的疼痛感和肿胀并不严重，这会让人觉得受伤不严重。其实这只是初期的表现，因为此时损伤所致的微小血管破裂出血还不多，所以肿胀不会很明显，一般在一天后才会真正感觉疼痛和肿胀厉害。若受伤后继续运动，会使破裂的微小血管出血增多，加重伤情。有些人觉得受伤后及时揉一揉就好了，这是错误的做法，和受伤后运动的道理是一样的。

如果有条件，在受伤后24小时内可以用塑料袋装冰块或冰水，用一块干毛巾隔着冷敷患处，不要直接敷，那又可能引起冻伤。然后用弹性绷带在损伤部位加压包扎，不要太紧，这样做可以减缓肿胀的进程，护膝、护腕和有弹性的袜子也可以代替弹性绷带。另外，还可以外敷消肿止痛的药物，这些药物多数为活血化瘀药。

田七是常用的治疗跌打损伤的药材，很多药物都以它为重要成分。田七又叫三七，有活血通络化瘀的功效。除了外敷，也可以用来吃的，如买现成的三七粉、三七片口服，用量可以看说明。还可以用田七煲汤作为辅助食疗，田七是苦味的，煲汤时不要加多了，最好别超过10g，以免影响味道。

针对有肌肉、骨骼外伤的人

方一：田七宽筋藤煲鸡汤

对症 跌伤有瘀，外伤。

功效 活血生血，舒筋活络。

材料（3~4人量）：

光鸡	1只
瘦肉	50g
田七	15g
宽筋藤	35g
生姜	3片

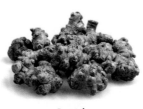

● 田七

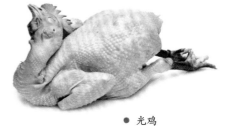

● 光鸡

烹调方法：

田七置锅中用少许油慢火稍炒至微黄，压碎；光鸡去尾部，洗净，切块，飞水；其余各物洗净。将各物与生姜一起放入瓦煲，加水武火煲沸后改文火煲2小时，调入适量食盐便可食用。

贴士

鸡肉飞水要飞透，否则煲出来的汤易浑浊。

禁忌

孕妇慎用。

方二：田七当归炖田鸡

对症 肌肉损伤、跌打肿痛，大便干。

功效 活血祛瘀，止痛。

材料（1人量）：

田七	3g
当归	2g
田鸡	100g
瘦肉	25g

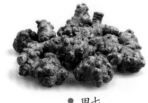

● 田七

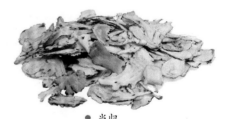

● 当归

烹调方法：

田鸡、瘦肉洗净，斩件，滚水煮5分钟，取起过冷水。然后一起放炖盅内，加适量滚水，慢火炖约2小时，放盐调味。

贴士

当归煲的时候有股特别的味道，喜欢的人觉得很香，不喜欢的人会感觉是很难闻的药味，其实喝起来是没有药味的。

165

方三：山楂田七炖猪腒

山楂对子宫有收缩作用，孕妇临产时有催生之效，但孕妇平时勿食，因为可能会诱发流产。

对症 跌打损伤急性期，刚骨折，以痛为主。

功效 活血化瘀，止痛，消食，降脂。

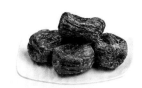

● 蜜枣

材料（1人量）：

山楂	3片
田七	3g
猪腒	100g
蜜枣	半枚

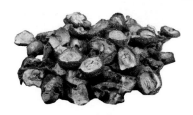

● 山楂

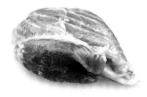

● 猪腒

烹调方法：

山楂、田七洗净，猪腒洗净切厚块，所有材料一起放进炖盅里，加入适量清水，武火烧开后改文火煲1.5~2小时，加盐调味。

贴士

田七以体重、皮细、质坚，表面光滑，断面棕黑色，无裂痕者为佳。市场上有以三棱冒充田七者，购买时注意区别。

方四： 田七党参炖乌鸡

贴士

对症 跌打损伤痛了一段时间后，气不够的时候适用。

功效 活血祛瘀，补中益气。

党参以根条肥大粗壮、肉质柔润、香气浓、味甜，嚼之无渣者为佳。

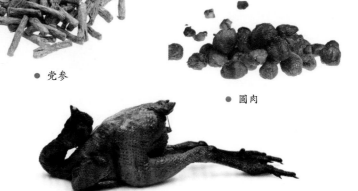

● 党参

● 圆肉

● 乌鸡

材料（1人量）：

田七	3g
党参	10g
圆肉	2g
去皮乌鸡	100g
瘦肉	25g

烹调方法：

先将田七研成细粉，备用。再将党参切片，用纱布袋装后扎口，与洗净斩件的鸡肉、瘦肉、圆肉一同放入炖盅，加水适量，用文火炖至肉烂，加入田七粉，拌匀少量食盐调味即成。

孕妇忌服。

方五：田七炖猪脚筋

对症 跌打损伤，瘀血疼痛。

功效 活血祛瘀，止痛。

● 猪脚筋

材料（1人量）：

田七	3g
猪脚筋（干）	10g
大枣	2枚
瘦肉	100g

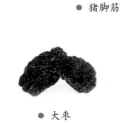

● 大枣

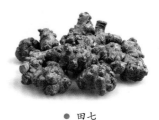

● 田七

烹调方法：

三七切片，处理好的猪脚筋、瘦肉入沸水中焯一下，然后捞出放入炖盅，再放入药材，注入清水适量，武火煮沸15分钟后，改用文火慢慢炖1.5~2小时即成。

贴士

猪脚筋油发较繁琐，可以水发。先用木棒砸一砸，使猪脚筋松软，易于涨发；再放入水中浸泡12小时，剔去外层筋膜和残肉，用清水洗净即可使用。猪脚筋也可换鹿脚筋。

方六： 巴戟天续断炖羊肉

禁忌

如果素体阴虚内热、具有热病者慎食（可表现为虚烦不眠、口舌生疮、口苦口臭等）。

对症 跌打损伤，骨折后期的断骨再生。

功效 补肝肾，祛风湿，强筋骨。

材料（1人量）：

羊肉	150g
枸杞	3g
巴戟天	5g
党参	5g
续断	2g
生姜、食盐	适量

● 巴戟天

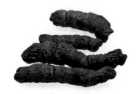

● 枸杞

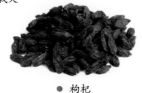

● 续断

烹调方法：

先将羊肉切块放入沸水中焯3~5分钟，放入炖盅加清水，再将药材放入同炖1.5~2小时即可食用。

贴士

市面上常出现以其他植物根或根茎冒充巴戟天销售，伪品最主要的鉴别点是皮部较薄，不易剥离，或过细，非扁圆柱形，大家在购买时应注意鉴别。

对于老年人来说，出现脱发白发的现象，他们可能不太关注，老年人觉得这是人体衰老的正常规律，对身体健康没有多大影响，不值得大惊小怪的。但这种事情若放在年轻人身上，就苦恼了。哪个年轻人不爱美，过早地出现了白发脱发的病态现象，那可是"头顶"大事。

26

对症白发脱发

正常头发的生长是有周期性的，生长期有 3 ~ 4 年，退行期约数周，休止期是 3 ~ 4 个月。在休止期的时候，头发会逐渐脱落被新的头发代替。对于生理性脱发来说，休止期每日的脱发一般不会超过 100 根，脱发超过这个范围就成了病理性脱发。除了一些疾病引起以外，饮食习惯不好、压力过大都会加快头发脱落、变白的速度，成为年轻人的烦恼。

如果脱发、白发是营养不良引起的，可以通过饮食调养来改善。中医认为"肾主骨，其华在发""发为血之余"，如果肾好，气血旺盛，头发就会生长得乌黑浓密润泽。从这个角度来看，饮食里面要增加一些补血补肾的药材和食材。黑芝麻、核桃、制何首乌都是人们经常选用来治疗脱发白发的，但效果不一，有些人的脱发白发是家族性的，这种很难通过食疗收效。

说到何首乌，它是补血益精、固肾乌须的良药。现代药理研究也表明，经常服用可以长筋骨、益精髓，乌发驻颜，对神经衰弱、白发、脱发、贫血等有治疗作用。何首乌很适合用来煲汤，不过煲汤用的何首乌最好选择制首乌，用黑豆汁炙过的何首乌才补，生首乌不补，只能润肠通便。

如果是脂溢性脱发，还可以考虑用一些洗剂，至于用哪种，可以找医生咨询一下。

针对过度疲劳、压力大或大病以后出现白发脱发的人

方一： 黄芪枸杞炖瘦肉

对症 脱发白发伴有气虚乏力，自汗。

功效 补气固表，补肾益精。

贴士

真黄芪为淡棕色或黄色，圆锥形，上短粗下渐细，表面有皱纹及横向皮孔，质坚韧；断面纤维状，显粉性，皮部黄色，木质部黄色有放射状纹理；味微甜，嚼有豆腥味。

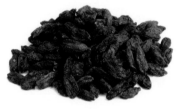

● 枸杞

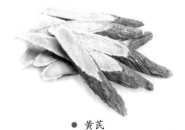

● 黄芪

材料(1~2人量)：

瘦肉	150g
黄芪	15g
枸杞	10g
生姜	2片

烹调方法：

将黄芪、枸杞分别洗净，稍浸泡，瘦肉洗净，切块。一起与生姜放入炖盅内，加入冷开水适量，加盖隔水炖2小时便可，食用时方下盐。

方二：首乌红枣炖乌鸡

对症 血虚所致须发早白，脸色苍白。

功效 补益精血，补肝益肾。

贴士

根据炮制方法的不同，何首乌分为制何首乌及生何首乌两种，在中药店里常看到的是制何首乌。红枣核可以去掉，防止上火。

材料（1~2 人量）：

制何首乌	10g
红枣	2 枚
枸杞	3g
乌鸡	150g
生姜	2 片

● 制何首乌

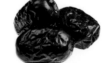

● 红枣

烹调方法：

各物分别洗净。红枣去核；乌鸡切件飞水。一起与生姜放入炖盅内，加冷开水适量，加盖隔水炖 2~3 小时，调味即可。

方三：三子炖猪腰

 气血亏虚所致须发早白，腰膝酸软，小便多。

 补肝肾，益精血，黑须发，抗衰老。

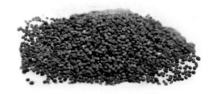

● 菟丝子

材料（2 人量）：

猪腰	1 个
菟丝子，韭菜子	各 15g
桑葚子	20g
生姜	2 片
瘦肉	50g

● 桑葚子

烹调方法：

各药材洗净；猪腰剖开，去白脂膜，用食盐搓洗净，切为厚片。然后与生姜一起放进炖盅内，加入适量清水，隔水炖 2 小时，调入适量食盐便可食用。

方四：杜仲首乌羊肉汤

对症 须发灰白、脱发、平素怕冷、腰背酸痛。

功效 补肾益精，生发乌发，温中补阳。

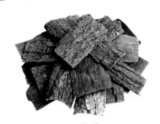
● 杜仲

● 羊肉

材料（2~3人量）：

杜仲	15g
制何首乌	20g
生姜	20g
羊肉	250g

● 制何首乌

烹调方法：

将羊肉洗净，切块，飞水；杜仲、制何首乌用清水稍洗。将材料放入煲内，加适量水，用武火煲滚后改文火煲2小时，调味即可。

方五：四乌补益汤

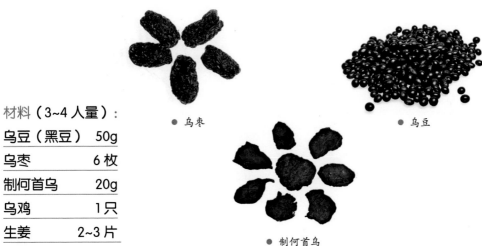

贴士

制何首乌以质重、体坚、有云锦花纹、粉性足者为佳。

对症 气血虚弱之白发脱发、肾虚腰痛。

功效 补益肝肾，益气补血，健脾和胃，乌黑须发。

● 乌枣

● 乌豆

● 制何首乌

材料（3~4 人量）：

乌豆（黑豆）	50g
乌枣	6 枚
制何首乌	20g
乌鸡	1 只
生姜	2~3 片

烹调方法：

乌豆（黑豆）、制何首乌、乌枣（去核）均洗净，浸泡（其中乌豆须浸泡 3 小时以上）；乌鸡洗净，去肠杂、鸡尾部，飞水。各物与生姜一起放进瓦煲内，加入适量清水，先武火煲沸后，改为文火煲约 1.5 小时，调入适量食盐便可食用。

方六：黑豆首乌煲乌鸡

对症 气血不足所致白发脱发、怕冷。

功效 补益肝肾，益气补血，乌黑须发。

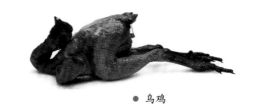

● 乌鸡

材料（3人量）：

黑豆	50g
制何首乌	20g
红枣	8枚
乌鸡	半只
生姜	2~3片

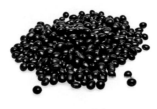

● 黑豆

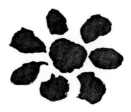

● 制何首乌

烹调方法：

将黑豆、制何首乌、红枣（去核）均洗净，浸泡；乌鸡洗净，去肠杂、尾部，飞水。各物与生姜一起放进瓦煲内，加入适量清水，先武火煲沸后，改为文火煲约1.5小时，调入适量食盐便可食用。

高血压本来是中老年人的常见病，但现在年轻人工作、生存压力大，长期处于紧张状态下，生活不规律，坐多动少，加班熬夜，抽烟喝酒，饭局多，饮食中过多摄入高脂肪、高胆固醇食物，使高血压正向年轻人蔓延。

27

对症高血压

很多年轻人和中年人患了高血压，都是无所谓的态度，因为他们觉得这种病很正常，周围患这种病的人很多。在这种心理的作用下，他们在治疗的时候三天打鱼两天晒网。医生叮嘱要坚持服用的药物，吃几天血压正常了就不吃了，治疗无法坚持，导致疾病经常性反复。对这种人，首先要做的是坚持服药治疗，其次是要注意日常的饮食与生活。

高血压病人要多吃蔬菜、蘑菇、水果、鱼、低脂奶制品等，肥肉、动物内脏、油炸食品等高脂食物及甜食要少吃，特别要注意限制食盐的摄入量。平常可以多吃菇菌类的食物，主食可以用一部分薯类替代。

高血压患者煲汤时可以选用绞股蓝和决明子这类有助于降压的药材配合食物食用。绞股蓝民间称为"南方人参"，现在

很多人还喜欢将其泡水喝代替饮茶。野生的优质绞股蓝闻起来带有一股山野的清香，用水冲泡后，卷起来的茎叶迅速张开，色泽嫩绿，喝起来不会觉得太苦，有种人参的甘味。泡茶每次取2~3g，水要烧开，可连续冲泡到没有绿色为止。喝绞股蓝不要像喝其他茶一样倒掉头茶，因为绞股蓝茶所含皂苷总数有人参的4倍之多，这些营养物质在第一泡中就会发散出来。不过脾胃虚寒的人、孕妇和小孩不宜食用。

高血压是一种生活方式病，病人平时要注意控制情绪，保持心态平和，避免大喜、大悲、大怒，尽量减少引起血压波动的因素，维持正常的生活规律，劳逸结合，保证睡眠，尽可能多地参加一些体育运动，都能使自己病情稳定。

針对有腰膝酸软、耳鸣耳聋的高血压人

绞股蓝杜仲脊骨汤

对症 高血压见耳鸣、腰膝酸软、头晕者。

功效 补肝肾，安神。

材料（2~3人量）：

绞股蓝	10g
杜仲	20g
猪脊骨	500g
蜜枣	2枚

贴士

野生、味较苦的七叶绞股蓝质量和功效较好。在鉴别上，以气微清香者为优；用热水冲泡后，水到色出、水色嫩绿、清澈透明、久泡色不减，冲泡时嫩叶迅速张开复原、入口不苦不甜却有回甘、爽口者为佳。若细嚼茶叶有胶质感、麻舌感，可能是乌蔹梅假冒的假绞股蓝。

● 绞股蓝

烹调方法：

绞股蓝、杜仲用清水冲洗干净，装入小布袋内备用；猪脊骨洗净，斩件，飞水后与药材包、蜜枣同放入瓦煲内，加入适量清水，武火滚沸后，改文火滚至1小时，调入适量食盐即可。

针对经常情绪暴躁，容易面红耳赤的
高血压人

夏枯草决明子煲瘦肉汤

禁忌

对症 高血压见脸红，感觉热，口臭，
大便臭，口咽干燥。

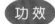
功效 平肝清热，散结通便。

　　夏枯草、决明子
均为苦寒之品，平素
脾胃虚寒、大便溏泄
者，低血压者慎用。

材料（2~3人量）：

夏枯草	30g
炒决明	20g
瘦肉	250g
蜜枣	2枚

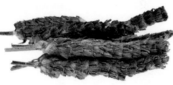
● 夏枯草

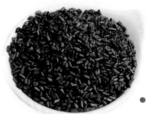
● 炒决明

烹调方法：

夏枯草用清水浸泡，去除泥沙等杂质后备用；将炒决明放入布袋内；瘦肉洗净、
切大块。然后将瘦肉、药材、蜜枣放入煲内，武火滚沸后，改文火煲1小时，调
入适量食盐便可饮用。

贴士

　　决明子根据炮制方法不同，分生决明及炒决明两种，生决明更利于
清肝热、润肠；炒决明寒凉之性及润肠功效稍减，且炒后有效成分更容
易煎出。炒决明方法：把干净决明子置于预热的锅内，用文火加热炒至
有爆裂声，种皮微鼓起，内部黄色并有香气逸出，取出放凉。

针对合并有高血脂或肥胖的高血压人

葛根金针芹菜煲猪脹

对症 各类高血压。

功效 解热利湿。

新鲜的金针菜因含有水仙碱毒素，生食会引起腹痛、腹泻等过敏症状，故一定要先用水泡两小时，然后再用大火煮至熟透才可进食。一般直接买干品即可。

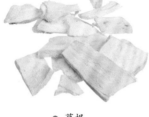

● 葛根

● 芹菜

材料（3~4 人量）：

葛根（干）	50g
金针菜（干）	50g
芹菜	200g
猪脹	250g

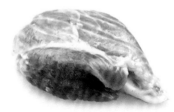

● 猪脹

烹调方法：

将荷叶洗净切片，然后与葛根、金针菜、猪脹一同放入锅中煲 1 小时，接着放入芹菜煲半小时，最后调味食用。

现在突发冠心病的人越来越多，但好多人并不知道自己患有冠心病，平时总觉得自己很健康，缺乏相关的调护，一旦发作，病情就很危急了，是一种不给人留下太多时间挽回的疾病。所以对于冠心病，我们要以预防为主，中医对此有比较好的预防措施。

28

对症冠心病

冠心病中医叫心痛，我们平常说的心绞痛和心肌梗死都是冠心病的范畴。有冠心病的人累的时候就会喘不过气来，所以要注意活动量，因为当活动量偏大时，血管就会供血不足，会觉得闷、痛，此时如果休息能够缓解得了，那就没事了，如果休息不能缓解，那就会心肌梗死了。

冠心病的病因是心脏血液流通不畅，治疗的方法就是想办法让血液通畅，所以中医治疗时通常采用活血化瘀法。我们用食疗的方法预防时可以用一些活血的食材，如丹参、田七、木耳、山楂等，煲汤的时候可以选择它们。

冠心病很多是由于气虚引起的，病人平时有疲乏无力、气短、舌体胖大有齿痕

等症状，这类病人在活血的同时还要补气。党参、黄芪是最常用的补气药，可以配合活血的药材一起用。比如可以用黄芪和山楂泡水代茶饮，将黄芪10g切成段，切成段容易泡出成分来，和山楂15g放在一起，在一天里面可以多次冲泡。气虚引起的冠心病发展下去会成为阳虚型的冠心病，在气虚症状的基础上，病人还感觉怕冷，手脚发冷，尤其背部觉得特别凉，像背着一块冰，舌苔白腻，遇冷容易发作，这种病人还要用一点温通助阳的药。比如可以将薤白10g，大约五粒，用盐腌一下，大概20分钟就可以了，然后和山楂10g一起泡水代茶喝，这是一天的用量。但薤白不适宜发热病人。

针对有舌暗、唇色瘀暗、
面色暗的冠心病人群

方一： 鲜山楂炖鸭肫

贴士

对症 有高脂血症基础的冠心病患者。

功效 开胃消食，化滞消积。

由于广山楂数量
有限，人们往往将山
楂代替广山楂作为药
用。野山楂以个匀、
色红、质坚者为佳。

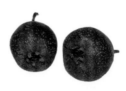

● 鲜山楂

材料（1~2人量）：

鲜山楂	20g
鸭肫	2个
生姜	3片
瘦肉	50g

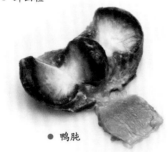

● 鸭肫

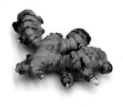

● 生姜

烹调方法：

山楂洗净，切薄片；鸭肫洗净，切开清去脏杂，可剥去鸭肫衣（俗称"鸭内金"），
亦可不剥，一起与生姜、山楂放进炖盅内，加适量清水，加盖隔水炖2小时，
进饮时下盐调味即可。

方二：太子参丹参炖瘦肉

贴士

对症 冠心病患者动一下就胸闷心痛。

功效 行气活血，凉血安神。

太子参以条粗、色黄白者为佳。太子参与麦冬容易混淆，太子参气微，味微甘，嚼之不发黏；麦冬气微，味甘微苦，嚼之发黏。

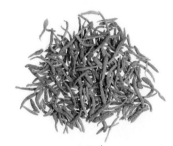

● 太子参

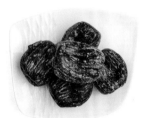

● 蜜枣

材料（1人量）：

太子参	10g
丹参	4g
瘦肉	100g
蜜枣	半枚

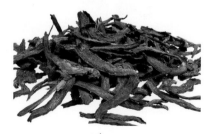

● 丹参

烹调方法：

太子参、丹参洗净；瘦肉洗净，切片。把全部用料放入炖盅内，加清水适量，炖盅加盖，文火隔开水炖 2 小时，调味即可。

方三： 海带木耳肉片汤

对症 有高血压、高血糖、高脂血症的冠心病疾病。

功效 清热益气，活血化瘀。

贴士

优质木耳表面黑而光润，有一面呈灰色。由于干木耳在烹调前一般要用冷水泡发，若有未发开的部分，当去除不要。

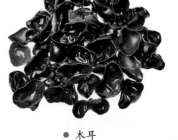

● 木耳

材料（1人量）：

干海带	5g
干木耳	2g
瘦肉	100g
姜汁	适量

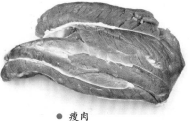

● 瘦肉

烹调方法：

干木耳、干海带用温水浸泡发好，干海带切丝；瘦肉洗净切片放入碗内，加细盐、水淀粉抓匀。锅置旺火上，放入适量清汤、木耳、海带丝烧开，再放入肉片煮一会儿，煮至肉片熟时，放入细盐调味即成。

谈瘤色变是人的自然反应，这是因为人们很容易将肿瘤与癌症画上等号。事实的真相并没有那么夸张，恶性肿瘤才是我们常说的"癌症"，良性肿瘤对人的健康不会有太大影响，及时治疗就好了。

29

对症肿瘤

癌症通常会用手术、放疗、化疗等手段进行治疗，杀敌三千，自损八百，这些治疗方法会使病人的身体非常虚弱，这时很多人都想通过饮食来改善自己的身体状况。这类人的饮食调养，并没有太多的禁忌，但要注意饮食的均衡、营养的多样，吃容易消化的食物，不适宜吃大补的食物。

对于肿瘤患者这类需要"长期抗战"的特殊群体，增强免疫力很重要。可以吃一些菌菇类的食物，有较好的保护免疫系统的功效，还有灵芝、虫草、木耳、银耳等，可以作为肿瘤患者煲汤的食材。

放疗后的病人容易感觉口干，针对这种症状，可以用滋阴的药材。特别是胃癌患者，通常饮食状况都不太好，吃得也少，可以喝一点石斛麦冬炖鸡汤。天花粉生津的效果特别好，葛根也可以，在药店买的葛根是柴葛根，一人次用量 10~15g；如果在菜市场买粉葛，一般一次用量要100~150g，是削好皮后的重量。作为生津日常食用，粉葛更佳。水鸭也是滋阴的食材，很多广东人认为水鸭是发物，得了病的人不能吃这类发物。其实，真正忌讳这些食物的，是疮痒、疱疹类的患者。

肿瘤病人在喝中药的时候注意所吃的食物不要与药物有冲突，以免降低药物的疗效。尤其需要注意的一点是，肿瘤病人要增强治疗的信心，心态要乐观，人的免疫系统和人的精神面貌通常是成正比的，精神状态好，免疫力就会增强，对于疾病的治疗会有更好的效果。

①

对症胃癌人群

猴头菇北芪炖鸡

对症 消化不好，吃得少，食欲不好，特别是胃癌患者。

功效 健脾胃，助消化，抗癌。

贴士

　　猴头菇新鲜时呈白色，干制后呈褐色或金黄色。质量好的猴头菇菇体完整，无伤痕残缺，菇体干燥，大小均匀，毛多细长，茸毛齐全。有的伪劣品为了增白，用硫黄或化学药剂处理成不正常的白色，这种菇食后对人体有害无益，不可选购。

材料（1人量）：

猴头菇	半个
北芪	5g
党参	5g
鸡肉	100g
瘦肉	25g
蜜枣	半枚

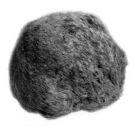
● 猴头菇

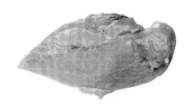
● 鸡肉

烹调方法：

猴头菇需用温水浸泡半小时，并将鸡肉用滚水煮一下，去掉血水，最后将药材及鸡肉放入炖盅里同炖2小时左右，调味食用即可。

186

对症疾病过程中出现口干咽干的人群

方一： 石斛麦冬炖水鸭

对症 化疗后口干咽燥、食少干呕。

功效 清热养阴，清心润肺，益胃生津。

膳中用到陈皮、生姜一方面可以减少鸭子的膻味，另一方面可以降低药膳的凉性，使脾胃虚寒的人也可以适当食用。

材料（1人量）：

石斛	2g
麦冬	2g
枸杞	2g
水鸭	100g
陈皮、生姜	适量

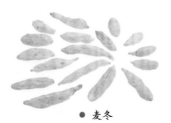

● 麦冬

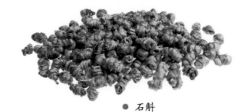

● 石斛

烹调方法：

将水鸭洗净飞水祛除血水污物，然后将洗净药材放入炖盅与水鸭同炖 1~1.5 小时，最后调味食用。

方二：天花葛根炖水鸭

禁忌

对症 化疗后口咽干燥。

功效 清热，滋阴，生津效果好。

此款药膳基本偏于凉性，平素脾胃虚寒、大便稀烂的人群不宜食用。

材料（1人量）：

天花粉	3g
葛根（干）	10g
水鸭	100g
生姜	4片

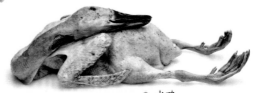

● 葛根

● 水鸭

烹调方法：

水鸭宰杀洗净之后放入滚水中烫煮片刻，去掉血水，与洗净的药材一起放入炖盅里炖 1.5~2 小时，最后调味喝汤吃肉。

贴士
市面有天花粉的混杂品——湖北栝楼、木薯的干燥块根出售，大家购买时注意鉴别。

方一：姬松茸无花果煲瘦肉

对症 癌症患者，免疫力低下，尤其适用于放、化疗前。

功效 抗癌解毒，健脾养胃。

贴士

无花果新鲜的不好保存，一般都是用干的。姬松茸也可以用羊肚菌、茶树菇替代。

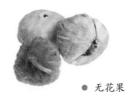

● 无花果

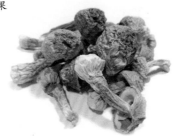

● 姬松茸

材料（2~3人量）：

姬松茸	50g
无花果	20g
瘦肉	200g
生姜	3片

烹调方法：

将姬松茸用清水浸泡，挤干水，置沸水中稍滚沸片刻，再洗净。无花果稍浸洗，一起与姬松茸、生姜放进瓦煲内，加入适量清水，武火滚沸后改文火煲约1.5小时，调入适量食盐便可。

方二：灵芝炖兔肉

对症 免疫力低的普通癌症患者。

功效 益气补血，滋补强身，
防病益寿。

灵芝有紫、赤、青、黄、白、黑六种，市面上流通的主要是赤芝和紫芝。市面上有用树脂压模而成的假灵芝，外形极似，但其质地较重，折断面不见菌肉菌丝，加热易软化，火点燃可燃烧并冒白烟，有香气，入水能使水染红，因此大家在购买时要仔细辨别真伪。

材料（1人量）：

灵芝	10g
红枣	2枚
陈皮	1g
兔肉	100g
瘦肉	25g

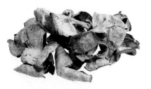
● 陈皮

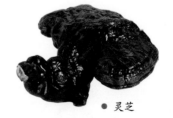
● 灵芝

烹调方法：

灵芝、红枣漂洗净；兔肉、瘦肉洗净，切块，置沸水中稍滚片刻，洗净。材料一起放入炖盅，加清水适量，加盖隔水炖约 2.5 小时，喝汤时放盐。